BIANCA LEPPERT

ICH HAB' MIGRÄNE
UND WAS IST DEINE SUPERKRAFT?

BIANCA LEPPERT

ICH HAB' MIGRÄNE

UND WAS IST DEINE SUPERKRAFT?

KOMPLETTMEDIA

Information zur Form der Schreibweise: Zur besseren Lesbarkeit wird im Buch die männliche Form (der Arzt, der Patient usw.) verwendet. Alle Personenbezeichnungen gelten gleichermaßen für beide Geschlechter.

Im Text enthaltene externe Links konnten nur bis zum Zeitpunkt der Buchveröffentlichung eingesehen werden. Der Verlag und die Autorin haben auf spätere Veränderungen keinen Einfluss und sind daher von der Haftung ausgeschlossen.

MIX
Aus verantwortungsvollen Quellen
FSC www.fsc.org FSC® C106954

Klimaneutral
Druckprodukt
ClimatePartner.com/13336-1905-1001

Originalausgabe
2. überarbeitete Auflage 2019
Verlag Komplett-Media GmbH
2019, München/Grünwald
www.komplett-media.de
ISBN: 978-3-8312-0547-9
Auch als E-Book erhältlich

Lektorat: Dr. Diane Zilliges, Murnau
Korrektorat: Redaktionsbüro Diana Napolitano, Augsburg
Umschlaggestaltung: www.buerosued.de
Illustrationen & Layout: Heike Kmiotek, www.heike-kmiotek.de
Satz: Daniel Förster, Belgern
Druck & Bindung: COULEURS Print & more

Printed in Europe

Haftungsausschluss und allgemeiner Hinweis: Die in diesem Buch dargestellten Inhalte dienen ausschließlich der neutralen Information. Sie stellen keine Empfehlung oder Bewerbung von diagnostischen Methoden, Behandlungen oder Arzneimitteln dar. Der Text erhebt weder einen Anspruch auf Vollständigkeit noch kann die Aktualität, Richtigkeit und Ausgewogenheit der dargebotenen Information garantiert werden. Weder die Autorin noch der Verlag können für eventuelle Nachteile oder Schäden, die aus den im Buch gegebenen praktischen Hinweisen resultieren, eine Haftung übernehmen. Der Text ersetzt keinesfalls die fachliche Beratung durch einen Arzt oder Apotheker und er darf nicht als Grundlage zur eigenständigen Diagnose und Beginn, Änderung oder Beendigung einer Behandlung von Krankheiten verwendet werden. Konsultieren Sie bei gesundheitlichen Fragen oder Beschwerden immer den Arzt Ihres Vertrauens!

*Für meine Mama, die, obwohl
sie nicht mehr bei mir ist,
für immer meine
Superheldin sein wird.*

Inhalt

VORWORT

Dieses Buch ist für dich. Ich habe es geschrieben, weil ich Menschen mit Migräne Mut machen will. Weil ich überzeugt bin, dass man trotz dieser Krankheit, die einem oft das Gefühl gibt, hilflos zu sein, die positiven Seiten des Lebens nicht vergessen sollte. Ich habe nach 20 Jahren Migräne für mich einen Weg gefunden, mit Erna zu leben. Erna? So nenne ich meine Migräne, weil mir auch das hilft, sie anzunehmen. Das bedeutet nicht, dass ich vor ihr kapituliere. Ganz und gar nicht. Ich fühle mich nicht als Opfer, sondern habe mich ganz bewusst dafür entschieden, den bestmöglichen Weg zu finden, mit dieser neurologischen Erkrankung umzugehen. Die Basis dafür: sie zu verstehen. Und so viel Wissen wie möglich darüber anzuhäufen. Genau das will ich dir in diesem Buch mitgeben.

Laut Weltgesundheitsorganisation (WHO) liegt Migräne in den Top Ten der am schwersten behindernden Erkrankungen. Nur leider belächeln sie viele Menschen und vergleichen sie mit einfachen Kopfschmerzen. Meine liebste Anschuldigung: »Die hat keine Lust zu arbeiten.«

Ich sage gern: »Ich hab Migräne – und was ist deine Superkraft?« Schließlich sind wir ziemlich coole Superhelden und Superheldinnen, denn das Leben mit Migräne kann ganz schön anstrengend sein. Trotz der häufigen Schmerzen schaffen wir es, unseren Alltag zu bewältigen. Und wir haben sogar eine ganz spezielle Superkraft: Die Sinne von Menschen mit Migräne sind besonders geschärft.

Vielleicht ist dieses Buch nicht das erste, das du zu diesem Thema in den Händen hältst. Auch ich habe jeden Schnipsel an Information aufgesaugt, den ich bekommen konnte. Komplett wiedergefunden habe ich mich nirgendwo. Manche Bücher waren mir zu sehr mit unverständlichen Fachausdrücken gefüllt, oder ich fühlte mich nach der Lektüre niedergeschlagen.

Mit diesem Buch möchte ich dir einen Begleiter in guten und schlechten Tagen geben. Ich versuche, Wege aufzuzeigen, wie man liebevoller mit Migräne umgehen und sein Mindset dazu verändern kann. Du findest hier eine abwechslungsreiche Mischung aus persönlichen Erfahrungen, wissenschaftlichen Erkenntnissen und Interviews mit renommierten Experten. Und vor allem: eine Aufklärung über all die Migräne-Irrtümer.

Wichtig ist mir: Ich bin keine Ärztin, dieses Buch ersetzt keinen Arztbesuch und richtet sich an Erwachsene. Bevor du aktiv wirst, besprich alles mit deinem behandelnden Arzt – auch wenn es um nicht verschreibungspflichtige Medikamente, pflanzliche Produkte oder Nahrungsergänzungsmittel geht. Zum Beispiel ob du Vorerkrankungen hast, welche Art von Migräne es ist und ob das Medikament vom Alter her geeignet ist, wie es einzunehmen ist usw. Und immer den Beipackzettel lesen. Besprich auch in der Schwangerschaft und Stillzeit alles mit dem Arzt!

Dieses Buch ist in vier Teile gegliedert. Zunächst wollen wir die Migräne einmal kennenlernen. Im zweiten Teil geht es darum, zu verstehen, was sich in Gehirn und Körper dabei abspielt. Der dritte Teil soll dir dabei helfen, die Migräne zu behandeln. Im vierten Teil erzähle ich dir, was mir geholfen hat, mit meiner Migräne im Alltag zu leben und zum Beispiel mit der Angst vor der nächsten Attacke umzugehen. Natürlich ist dieses Buch genauso für Menschen gedacht, die einen Partner, ein Kind oder Eltern mit Migräne haben und sich fragen, wie sie diese Kirmes im Kopf erleben.

Ja, Migräne ist ein Arschloch. Zweifelsohne. Sie kann einem wirklich viele Tage verhageln. Vor allem wenn sie in Form der chronischen Migräne oft über 15 Tage pro Monat aus dem Kalender streicht. Dennoch will ich mir einen gewissen Humor bewahren, der dir in diesem Buch immer wieder begegnen wird. Der ist keineswegs despektierlich gemeint, sondern folgt dem Motto: Wir haben sowieso schon wenig zu lachen. Dann lachen wir wenigstens ein bisschen über die Migräne.

Wenn du dich in der Hoffnung auf dieses Buch stürzt, deine Migräne für immer loszuwerden, kann ich dir diesen Wunsch leider nicht ganz erfüllen. Zwar höre ich immer wieder von Fällen, die durch verschiedene Behandlungen ihre individuelle Migräne zum Teufel jagten. Doch in der Regel ist und bleibt ein Migränehirn nun mal ein Migränehirn. Als mir mein Neurologe diese frohe Botschaft verkündete, suchte ich im ersten Moment nach allen möglichen Gegenständen in seinem Sprechzimmer, die ich nach ihm werfen könnte. Mittlerweile habe ich mich damit arrangiert. Nicht, indem ich mich selbst bemitleide und ausschließlich auf Ärzte und Medikamente setze, sondern indem ich immer wieder nach Möglichkeiten suche, selbst zu einer Verbesserung meiner Situation beizutragen. Und du kannst das auch! Dabei hilft dir dieses Buch. Du bist nicht allein.

Teil 1:
Hallo Migräne!
Nice to meet you
(äh, not!)

Sometimes it's okay, if the only thing you did today was breathe.

Take care of yourself.

Don't ignore your feelings.

STELL DIR VOR, DU HAST DEN SCHLIMMSTEN KATER DEINES LEBENS, ABER DIE NACHT DAVOR KEINEN SPASS GEHABT

Mal ehrlich, wäre ich diese Migräne, würde ich mir mal einen besseren PR-Berater verschaffen. Sie hat ein wahnsinnig schlechtes Image. Über die Jahre hat sie sich sogar als Ausrede etabliert, wenn man keine Lust hat, zu arbeiten, und einen Grund sucht, sich krankzumelden. Warum? Na ja, die Antwort ist recht einfach. Keiner weiß so genau, was dahintersteckt. Man kann den Betroffenen die Migräne nicht wirklich ansehen, und so taugt sie ganz gut als Vorwand. Und sicher fallen uns gemeinsam weitere Situationen ein, für die Migräne zweckentfremdet wird. Keine Lust auf Sex? Klar, ganz vorn mit dabei. Keinen Bock, den Putzlappen zu schwingen? Yay, auch beliebt! Selbst Erich Kästner hat das Vorurteil schon in *Pünktchen und Anton* aufgegriffen: »Nach dem Mittagessen kriegte Frau Direktor Pogge Migräne. Migräne sind Kopfschmerzen, auch wenn man gar keine hat.«

Für Menschen, die wirklich unter Migräneattacken leiden, ist dieses miese Image eine zusätzliche Belastung. Wenn man sich wie ich wegen eines Anfalls krankmelden muss – was man nicht gern tut und deshalb stundenlang abgewogen hat –, glaubt einem oft nicht mal jemand. Stattdessen erntet man ein: »Äh, ja, alles klar, ich verstehe schon.« Nicht selten habe ich schon von einem Gegenüber gehört: »Klar, der Termin passt – also, wenn du nicht wieder deine Migräne hast.«

Bei solchen Kommentaren könnte ich ausflippen. Hallo? »Meine« Migräne? Wünsche ich mir das etwa? Oder werde ich permanent für eine Simulantin gehalten? Manchmal vermeide ich es sogar, Termine auszumachen, nur damit ich im Zweifelsfall nicht in den Konflikt gerate, wieder absagen zu müssen. Das Fiese: Migräne ist unberechenbar. Es interessiert sie nicht, ob du gerade deine eigene Hochzeit feierst, schönes Wetter ist oder du in einem Jobtermin sitzt. Selbst wenn man sich scheinbar an alle Verhaltensregeln hält, um eine Attacke zu vermeiden, kann sie trotzdem auftreten. Das ist für Außenstehende oft unbegreiflich und lässt sie noch mehr daran zweifeln, ob man wirklich Migräne hat. So musste ich kürzlich einer Freundin erklären, dass ich manchmal drei Gläser Wein trinken kann und am nächsten Morgen topfit bin. Und ein anderes Mal legt mich ein Glas für drei Tage flach.

Umso wichtiger ist es, zu verstehen, was Migräne wirklich bedeutet. Es ist die Basis dafür, ein besseres Verständnis für die Krankheit zu schaffen. Für all diejenigen, die womöglich gar nicht wissen, dass sie Migräne haben, ist es vielleicht eine Erleuchtung. Außenstehenden öffnet es womöglich die Augen für eine Krankheit, die nicht anerkannt wird wie jede andere.

Man bezeichnet Migräne als Informationsverarbeitungsstörung. Das bedeutet nichts anderes, als dass unser sehr sensibel auf Reize reagierendes Hirn ein kleines Feuerwerk, sozusagen einen Kurzschluss, provoziert, um sich selbst vor größerem Schaden zu schützen. Es legt uns einfach lahm. Meinen Freunden, die mich als Vampir verdächtigen, weil ich mich manchmal drei Tage im dunklen Schlafzimmer verkrieche, erkläre ich es in der Kurzfassung gern mal so: Stell dir vor, du hast einen heftigen Kater mit allem Drum und Dran. Schwindel, Übelkeit, Kopfschmerzen, und er dauert bis zu drei Tage an. Migräne ist es, wenn du davor keine lustige Partynacht hattest. Langweilig, oder? Kommt das öfter vor, wird es anstrengend. Natürlich ist das nur die Kurzfassung von komplexen Symptomen, die sich von Attacke zu Attacke unterscheiden können.

Deine Aura ist ja faszinierend!

Meinen ersten Migräneanfall hatte ich mit ungefähr 14 Jahren. Ich erinnere mich daran, als sei es gestern gewesen. Ich war mit meinen Eltern und meinem jüngeren Bruder auf einer Hütte im Schwarzwald. Drinnen eine urige Einrichtung mit schweren Holztischen und Bänken. Im gesamten Raum waberte der Geruch von gebratenem Wild umher. Ich habe diesen unverwechselbaren Duft noch heute in der Nase. Und mir wird beinahe so schlecht wie damals, wenn ich daran denke. Wo bitte ist die nächste Toilette? Diese Frage beschäftigte mich auch damals. Ich flüchtete für ungefähr eine Stunde in die Sanitäranlagen – diesen Namen hatte der Raum mit den hässlichen babyblauen Fliesen verdient. Abwechselnd hockend auf dem Boden mit angewinkelten Beinen, den Kopf in den Händen auf den Knien abgelegt. Dann wieder vornüber, um im Toilettenwasser nach Goldfischen zu suchen. Na ja, ich will dir die Details hier ersparen. Als meine Eltern nach mir schauten, war ihnen ziemlich schnell klar, was vor sich ging. Mein Gesicht war kreidebleich.

Meine Mama hatte selbst jahrelang Migräne. Und selbst mein Papa, der sie in milderer Form hatte, kannte die Symptome nur zu gut. Ziemlich typisch, denn Migräne kann erblich sein. Meine Mutter konnte mir direkt ansehen, dass mit ihrer Tochter hier etwas ganz und gar nicht stimmte und dass sie so etwas zuvor noch nie hatte – etwas, was sie an ihre eigenen Symptome erinnerte.

Meine Eltern setzten mich ins Auto, und wir fuhren ein bisschen spazieren. Ich erinnere mich noch, dass es langsam besser wurde. Ich kann es mir bis heute nicht erklären, vielleicht hatte ich damals eine Welpen-Migräne.

Mit den Jahren kamen immer wieder welche, allerdings eher vom Typ abgerichteter Kampfhund. Zum Beispiel als ich mitten im Urlaub mit meinem damaligen Freund am Chiemsee plötzlich die linke Hälfte meiner Zunge nicht mehr spüren konnte und ein Teil meines linken Arms taub war. Hilfe! Schlaganfall? Mit 18 Jahren hatte man davon schon mal was gehört. Aber ein kurzer Anruf bei meiner Mutter, die die Symptome selbst kannte und schnell als »Aura«, also Vorbotenphase der Migräne, entmystifizierte, brachte zumindest in dieser Hinsicht Erleichterung. Die Schmerzen blieben zwei Tage.

Ebenfalls sehr Furcht einflößend: Eine morgendliche Fahrt mit dem Rad ins Büro durch München. Ich rammte beinahe eine Straßenlaterne, weil ich auf dem linken Auge plötzlich nichts mehr sehen konnte. »Was war das?«, dachte ich. Es folgten diverse Werbeeinblendungen meines Hirns in Form von Blitzen vor dem Auge. Nach dem Motto: »Huhu, ich bin es. Wollte mich nur mal kurz wieder melden. Ich hätte da Migräne im Angebot. Und damit es ein wenig mehr nach Disco aussieht, schicke ich die bunten Blitze vorbei. Vielleicht hast du Spaß dabei.« Lass mich kurz überlegen: »Äh, nein!«

Eine von der Sorte Terrier kam vorbei, als ich Jahre später bei einem Termin als Journalistin während eines Interviews am Nürburgring mein Gegenüber plötzlich doppelt gesehen habe. Vor lauter Verzweiflung versuchte ich, mein Smartphone zu entsperren, um meinen Freund anzurufen und um Hilfe zu bitten. Doch ich schaffte es nicht mal mehr, den PIN-Code einzugeben, weil sich die Zahlen plötzlich alle einen Spaß daraus machten, in doppelter Ausführung zu erscheinen. Das Kopfhämmern hielt sich danach in Grenzen – was meinen Neurologen allerdings noch mehr beunruhigte. Denn das könnten Symptome eines Schlaganfalls sein. Er schickte mich in die Röhre, also zur Kernspintomografie. Zum Glück zeigte sich mein Hirn, das ja so seine fehlgeschalteten Verwindungen hat, darin völlig entspannt und gesund.

Die Auraphase, die bei manchen Menschen mit Migräne quasi das Warm-up ist, wie wir bei meinem Job als Formel-1-Reporterin sagen würden, habe ich heute glücklicherweise kaum mehr. Tatsächlich ist die Migräne jedes Einzelnen über die Jahre wie ein Chamäleon. Mal zeigt sie sich so, dann wieder so. Das war mir bis vor Kurzem nicht einmal bewusst. Ich dachte, ich bin die Aura los. Doch es muss nicht für immer so bleiben.

Heute kommt meine Migräne nicht mit lautem Knall und Radau vorbei, sondern tritt meist leise und fast unbemerkt durch die Tür. Wir haben ein- bis dreimal im Monat an jeweils ein bis drei Tagen das Vergnügen. Würde ich sie nicht schon so lange kennen, würde ich sie zunächst gar nicht wahrnehmen. Aber vermutlich ist es wie mit einem vertrauten Menschen, den man nicht sehen muss, um zu merken, dass er im Raum ist. Manchmal erkennt man ihn am unverwechselbaren Geruch. So hat auch meine Migräne heute ihre ganz spezielle »Geheimsprache«, um sich anzukündigen – ohne dass ich von Anfang an Kopfschmerzen habe. Im Übrigen hört man oft, dass sich bei jedem eine Migräneattacke ganz individuell ankündigen kann. Sie ist ja dafür bekannt, ziemlich kreativ zu sein. Deshalb sollte man nie von sich auf andere schließen. Womöglich kommt dir aber das eine oder andere bekannt vor, falls du selbst Migräne hast.

Oft fühle ich mich zu Beginn, als hätte ich mindestens sechs Stunden lang Kaugummi gekaut. Allerdings nur auf einer Seite. Schließlich äußern sich Migräneschmerzen meist einseitig. Okay, die Vorstellung, nur auf einer Seite Kaugummi zu kauen, mag ziemlich lustig aussehen. Aber so kann man sich ungefähr ausmalen, wie krampfig das Gefühl im Kiefer ist. Einige Minuten später folgt meist ein Ziehen im Nacken und am Hals. Reflexartig knete ich dann ständig über die Muskeln, die sich anfühlen wie Drahtseile, streiche sie aus, immer in der Hoffnung, der Schmerz lässt nach und bedeutet nicht genau das, was ich spätestens bei diesen Anzeichen befürchte: Sie ist wieder da.

Übrigens gehen viele irrtümlicherweise aufgrund der Nackenschmerzen davon aus, dass Migräne durch Verspannungen ausgelöst wird. Tatsächlich können diese dazu beitragen, aber sie sind weniger eine Ursache, sondern vielmehr ein Symptom, das zu den Vorboten eines Migräneanfalls gehört und meist während der Attacke anhält. Dass die Beschwerden ausgerechnet im Kiefer und im Nacken spürbar werden, ist gut zu erklären: Hier verläuft unter anderem der Trigeminusnerv, der in diesem Moment gereizt ist und uns seine miese Laune entsprechend kundtut. Wer mir in dieser Migränephase begegnet, wird sich wundern, wie gelangweilt ich von ihm bin. Warum? Weil ich überhaupt nicht mehr aufhören kann, zu gähnen. Langsam scheint mein Körper runterzufahren, einfach seinen Dienst zu quittieren. Mein Hirn kündigt. Ich werde schlapper und schlapper, selbst der Gang zur Kaffeemaschine kostet mich Überwindung. Die ist in diesem Moment oft mein letzter Hoffnungsschimmer, denn wer weiß, womöglich bin ich nur erschöpft? Na ja, man hofft natürlich darauf. In ganz seltenen Fällen kann es ein starker Espresso mit etwas Zucker richten. Aber das ist wirklich die Ausnahme. Ebenfalls getestet: Pflanzliche Herzkreislauftropfen mit einem Stückchen Zucker. Weil ich einen relativ niedrigen Blutdruck habe, können die mich manchmal, wenn es wirklich nur daran liegt, wieder lebendig werden lassen.

Meine bessere Hälfte

Helfen sowohl Kaffee als auch die Herzkreislauftropfen nichts, weiß ich, woran ich bin. Spätestens jetzt beginnt meine ganze Gesichtshälfte zu schmerzen. Mein Auge fühlt sich an, als hätte sich mein Herz direkt dahinter verirrt. Es pocht. Pocht. Und pocht. Verdammt, wissen denn meine Organe nicht mehr, wo ihr Platz ist? Und überhaupt, wie groß sie eigentlich sind?

Schließlich habe ich das Gefühl, mein Auge habe sich gerade in die XXL-Version verwandelt und jeden Moment vor, mir aus dem Gesicht zu springen. Und dann fängt es noch an zu tränen. Hat es etwa Mitleid mit mir? Danke, das spendet mir jetzt nicht viel Trost. Immerhin habe ich neben der schlechten eine bessere Hälfte.

Du dachtest, der Karneval der kuriosen Symptome ist damit komplett? Falsch gedacht. Manchmal kommt es mir vor, als sei Migräne so etwas wie ein Wettbewerb meiner Sinnesorgane, welches nun am überempfindlichsten sein kann. Jedenfalls reagiere ich, wenn sich die Migräne langsam aufbäumt, ganz stark auf Gerüche. Ob das nun der verrauchte Schal meiner Zugnachbarin ist, das extrem süßliche Parfüm der Kassiererin im Supermarkt oder die Duftkerze, die meine Bürokollegin im Winter anzündet. Kaum zieht es in meine Nase, rumort der Bauch. Mir ist furchtbar übel. Ungefähr so, wie wenn du das zehnte Mal hintereinander Schiffsschaukel auf dem Jahrmarkt gefahren bist. Dazu kommt oft Durchfall.

Lass mich also kurz zusammenfassen: Mein Nacken fühlt sich an wie nach einem Schleudertrauma infolge eines Auffahrunfalls. Ich bin so geschwächt, wie man es von einer schlimmen Grippe kennt. Mein Bauch rebelliert wie bei einer mehrtägigen Magen-Darm-Grippe. Alle drei Nummern zusammen sind ziemlich widerlich? Okay, dann stell dir jetzt noch vor, du hast solche Schmerzen im Kopf, wie ihn manche Menschen als sogenannten Eisschmerz kennen. Was das ist? Schon mal eine Kugel Eis gegessen und dieses unfassbar fiese Ziehen an der Nasenwurzel und zwischen den Augenbrauen gehabt? Genau, das ist Eisschmerz. In etwa wie extrem starke Kopfschmerzen, die sich in meinem Fall auf einen bestimmten Bereich im Gesicht konzentrieren. Sehr oft macht es sich das Monster bei mir über der Augenbraue gemütlich.

So, jetzt haben wir also das volle Programm der körperlichen Symptome. Und dann denkst du, dein Hirn ist so beschäftigt, dass es eigentlich nicht multitaskingfähig ist. Aber es geht. Es folgt die Gedankenspirale: Was habe ich falsch gemacht? Zu wenig getrunken? Mist, hätte ich doch beim Sport etwas langsamer gemacht. Warum bin ich so lange wach geblieben und habe gestern Abend das Glas Wein getrunken? Wie komme ich jetzt nach Hause? Oder halte ich es hier, wo ich zu diesem Zeitpunkt bin, noch aus? Soll ich gleich meine Medikamente nehmen oder doch darauf hoffen, dass es irgendwie Fehlalarm ist? Und was sage ich jetzt meiner Familie, meinen Kollegen, meinem Partner? Oh Gott, was mache ich mit all meinen Terminen, die ich die nächsten zwei Tage habe? Gleich absagen? Oder eher kurzfristig, in der Hoffnung, dass es besser wird? Aber ich packe es nicht mal mehr, das Telefon in die Hand zu nehmen, geschweige denn, sich eine Stimme in mein Ohr bohren zu lassen. Stattdessen irren all diese Gedanken durch meinen schmerzenden Kopf, als hätte ich Fieberträume. Sie wollen einfach nicht abhauen und kreisen ständig darin herum.

Im besten Fall erwischt mich die Migräne, wenn ich ohnehin zu Hause bin. Dann kann ich mich erst einmal hinlegen. Ich habe auch eine Top-Ten-Hitliste mit Orten, wo man sie am wenigsten gebrauchen kann. Ganz oben: im Flugzeug. So passiert auf einem Langstreckenflug auf der Rückreise vom Formel 1 Grand Prix in Brasilien oder auf dem Weg vom 24-Stunden-Rennen Daytona zurück nach Deutschland. Dann kann man nur versuchen, das irgendwie neben dem Sitznachbarn zu überleben und die Sekunden runterzuzählen, die noch bis zur Landung anstehen. Ich hatte bei beiden Reisen einen Fensterplatz und weiß noch, wie ich mich permanent damit beschäftigt habe, was ich bloß mache, wenn ich mich übergeben muss. Wie bekomme ich den Sitznachbar dazu, schnell genug Platz zu machen? Was, wenn alle Toiletten besetzt sind? Und: Will man wirklich im Notfall in eine Tüte kotzen, wenn alle drumherum zuschauen?

Die Kommentare der Mitmenschen in der Öffentlichkeit können hart sein. Ich erinnere mich an eine Situation in der U-Bahn, als ich Migräne hatte und mir die Hand vor den Mund hielt. Weil jemand zuvor seine leeren Bierflaschen liegen gelassen hatte und die unter meinem Sitz herumkullerten, zählte ein Mann neben mir eins und eins zusammen: »Ja Mädchen, da darfst du eben nicht so viel trinken.« Ich konnte ihm nicht mal antworten, ich brauchte all meine Energie allein dafür, bei der richtige Station auszusteigen und mich nach Hause zu schleppen.

Meine eigenen vier Wände sind meine Festung. Hier bleibe ich von dem so quälenden Lärm während einer Attacke (im Flieger richtig klasse!) und heftigem Licht verschont (mit Migräne nachts auf der Autobahn in die Scheinwerferlichter zu schauen ist ebenfalls grandios). Habe ich es hierhin geschafft, nehme ich sofort meine Medikamente. Ein Mix aus Mitteln gegen Übelkeit, speziellen Migränemedikamenten wie Triptanen und in Kombination dazu ein lang wirksames Schmerzmedikament. Sex on the Beach klingt als Cocktail zwar irgendwie besser, aber meine Tablettenkombi hat in diesem Fall den angenehmeren Effekt. Hier gilt: Immer den Arzt fragen!

Die richtige Kombination dieser Medikamente ist wie ein Sechser im Lotto. Ich musste mehrere Jahre spielen, ehe ich den Jackpot knacken konnte (mehr dazu im dritten Teil »Bääääm, jetzt geht's der Migräne an den Kragen!«). Trotzdem kommt es vor, dass sie manchmal tiptop helfen, ein anderes Mal aber eine Fehlzündung sind – wie ein Blindgänger, der an Silvester nicht losgehen will. Selbst wenn sie zuverlässig Linderung bringen, kann das bis zu vier Stunden dauern. An dieser Stelle erklingt jetzt die lustige Wartemelodie von Jeopardy: Bimbimbimbim...bimbimbim...dömdödömdömdöm. Einmal musste ich mitten in der Nacht, ich war allein zu Hause, den ärztlichen Bereitschaftsdienst rufen, um mir Aspisol spritzen zu lassen. Das Triptan hatte über Stunden nicht geholfen. Ein anderes Mal schleppte ich mich nach vier Tagen andauernder Migräne zu meiner Hausärztin, die mir ebenfalls eine Infusion mit Aspisol legte.

Generell zögerte ich früher viel zu lange damit, meine Medikamente einzunehmen. Denn oft wirken sie dann nicht mehr so gut. Ich machte mir Sorgen, dass meine Leber oder meine Niere durch die regelmäßigen Chemiekeulen irgendwann zicken würden. Heute orientiere ich mich an der Faustregel, nicht öfter als an zehn Tagen im Monat Tabletten zu nehmen. In der Zeit, bis sie wirken, ist nicht einmal daran zu denken, mir ein Glas Wasser zu holen oder mich sonst irgendwie aus der Horizontalen zu bewegen. Jede Regung bestraft mein Kopf mit pulsierenden Schlägen, mein Magen mit Brechreiz. Habe ich Glück, ist jemand in meiner Nähe und bringt mir einen Eisbeutel, den ich mir auf die Stirn legen kann. Und eine warme Decke, weil es mich meist unglaublich friert, wenn ich Migräne habe.

Manchmal wünsche ich mir in diesen Momenten, ich hätte wenigstens Fieber. Dann könnte man zumindest in Zahlen ausdrücken, wie schlecht es einem geht. »Du hattest über 40 Grad Fieber? Wow, krass!«, wäre die Reaktion. So bleibt nur eine vage Vorstellung davon, welchen Zirkus mein Körper vollführt – ohne eine Sprache zu haben, die Menschen verstehen, die noch nie Migräne hatten. Wobei ich kürzlich über eine interessante Einordnung gestolpert bin: In der Grafik ordneten Migränepatienten ihren Schmerz noch heftiger als den bei einer Geburt ein, die wiederum eine Stufe über einem Knochenbruch stand. Da ich noch keine Geburt hinter mir habe, kann ich keinen Vergleich ziehen. Aber je nach Knochenbruch, von denen ich schon diverse hatte, ist der Schmerz am Höhepunkt vergleichbar. Du willst gegen eine Wand rennen.

Zeigen die Medikamente nach einer gewissen Zeit Wirkung, sieht die Realität leider nicht so aus, wie es uns in der TV-Werbung für Kopfschmerztabletten gern verkauft wird. Sprich: Man sei wieder das blühende Leben und laufe mit einem breiten Lächeln im Gesicht über eine grüne Wiese. Stattdessen mildern die Medikamente die Stärke der Migräne nur ab, vom Hof jagen lässt sie sich deshalb nicht unbedingt. Manchmal sind die Nebenwirkungen so stark, dass ich so müde und kraftlos werde, dass ich mir vorkomme, als hätte ich das Gewicht und die Trägheit eines Elefanten. Im besten Fall kann ich aufstehen und ein wenig in der Wohnung herumlaufen oder für ein paar Minuten an die frische Luft gehen. Der hämmernde Schmerz im Kopf ist dann einem Wummern im Hintergrund gewichen.

Mein restlicher Körper? Falls du keine Migräne hast: Erinnerst du dich daran, als du das letzte Mal durchgemacht hast? Schon mal zwei Nächte hintereinander? Okay, dann hast du eine Idee davon, wenn ich sage, ich fühle mich wie ein Zombie. Manchmal bleibt mir nichts anderes übrig, als tagelang im Bett auszuharren – mit diversen Episoden auf der Toilette –, bis das Gewitter vorbei ist. Am besten ohne Lärm und ohne grelles Licht. An Essen ist kaum zu denken, maximal ein paar Schluck Wasser und kleines Stückchen Brot sind drin. Klingt wie Knast? Ist es irgendwie auch.

Würde man mich nach meinem Lieblings-It-Accessoire als Migränepatientin fragen, wäre es der Eimer neben dem Bett oder der Couch. Ich meine, da lassen sich in Sachen Design Statements setzen. Womöglich wirken Varianten in Grün als Farbe der Hoffnung ja positiver auf den Verlauf der jeweiligen Attacke? Wobei ich großer Fan von skandinavischem Minimalismus bin. Vielleicht sollte ich mal nach etwas Geometrischem in Schwarz-Weiß Ausschau halten, um wenigstens »in style« meinen Mageninhalt von mir zu geben.

Ist der Spuk je nach Attacke entweder nach einigen Stunden oder nach bis zu drei Tagen vorbei, explodiert sozusagen mein innerer Buddha. Ich bin dankbar für die kleinsten Dingen im Leben. Dass die Sonne scheint, dass ich Hunger habe, dass ich Freunde treffen kann. Weil mein Körper wieder funktioniert und ich Kraft habe. Happy End? Grmpf. Diese Glücksphase wurde in der Vergangenheit schon jäh zersprengt. Mitunter ist eine Migräneattacke überstanden, und ich bin einen Tag lang wieder ins Leben zurückgekehrt und habe Pläne geschmiedet, um das, was ich verpasst habe, wieder aufzuholen. Da wartet am nächsten Morgen die nächste Episode. Sie nennt sich Wiederkehrkopfschmerz. Das ist für mich mit das Gemeinste, das man sich ausdenken kann. Wenn ich Pech habe, geht der Spaß von vorn los – wenn auch meist in abgekürzter Form. So als hätte man das Paradies kurz betreten, wird dann aber wieder in hohem Bogen in die Hölle gejagt ...

Erna und ich

Wir wissen jetzt also, mit welchem Monster wir es zu tun haben. Ich mache mir ja gern einen Spaß daraus und nenne dieses Migräne-Schreckgespenst einfach Erna. Erstens kann ich den Begriff »Migräne« oft nicht mehr hören. Mir ist es manchmal fast unangenehm, ihn auszusprechen, wenn mich jemand fragt, warum es mir gerade so schlecht geht – man versteht mich meist ohnehin nicht. Da wäre eine Magen-Darm-Grippe als Notlüge fast besser. Wobei das ziemlich paradox ist. Migränepatienten müssen sich Ausreden einfallen lassen, weil ihre eigentliche Diagnose als Ausrede von anderen zweckentfremdet wird. Hallo? Ziemlich schräg.

Zweitens finde ich, dass viele Dinge im Leben ihren Grusel verlieren, wenn man sich ein bisschen über sie lustig macht.

Heutzutage gibt man doch vielen Dingen in seinem Leben einen Namen. Ob es das Auto ist, das auf Fridolin getauft wird, oder das Fahrrad, das Sieglinde heißt.

Weshalb ausgerechnet Erna? Das kann ich gar nicht so genau sagen. Irgendwie erinnert mich die Migräne an ein griesgrämiges Wesen. Und sie ist ja nichts anderes als eine ziemlich hartnäckige und renitente Begleitung, die einem wirklich auf die Nerven gehen kann. Vor meinen Augen ist sie eine buckelige alte Frau mit einer großen runden Brille mit Gläsern so dick wie Bauklötze. Ihre grauen trockenen Haare trägt sie zu einem Dutt streng auf dem Kopf zusammengebunden. Natürlich darf der schwarze Schirm nicht fehlen, den sie einerseits benutzt, um sich abzustützen, und andererseits, um damit in der Luft herumzuwirbeln und ihrem Ärger freien Lauf zu lassen.

Und: Es ist so schön, Erna mit meinem badischen Dialekt auszusprechen (ungefähr so: Ääääääääärnaaaaa). Außerdem trete ich niemandem auf die Füße, weil ich keinen Menschen kenne, der so heißt. Solltest du auf den Namen Erna hören, hoffe ich, dass du es mir nicht übel nimmst. Falls du selbst unter Migräne leidest – wäre es vielleicht eine Idee, dir ebenfalls einen lustigen Namen für das Schreckgespenst einfallen zu lassen? Ich weiß aus eigener Erfahrung, wie einen Migränetage runterziehen können. Besonders dann, wenn »Erna trainiert für Olympia« angesagt ist. Sprich: wenn sie sich dem Marathon über 72 Stunden hingibt. Das ist nach der offiziellen Definition die maximale Dauer einer Migräneattacke – auch wenn ich sie in seltenen Fällen schon länger zu Besuch hatte. Besonders dann habe ich das Gefühl, mein Leben werde von ihr bestimmt, und ich verliere komplett die Kontrolle. Manchmal hilft es mir in diesen Fällen, wenn ich mir bewusst mache, dass Erna in meinem Kopf wütet und nur zu Gast ist. Und dass ich aber eine eigenständige Person bin. Es hilft, etwas Abstand zu gewinnen, wenn man zwischen Erna und der eigenen Person unterscheidet. Und das funktioniert bei mir am besten dadurch, dass ich ihr einen Namen gegeben habe.

Selbsttest: Ist das Migräne, oder kann das wieder weg?

Dir kommen meine Schilderungen zur Migräne bekannt vor, du bist dir aber nicht sicher, ob es bei dir auch Migräne ist? Tatsächlich gibt es über 200 verschiedene Kopfschmerzarten. Neben Migräne sind Spannungskopfschmerzen und Cluster-Kopfschmerzen bekannt. Diese drei Arten unterscheiden sich zum Beispiel in ihrer Dauer. Migräne zieht sich meist über ein bis drei Tage und erscheint in regelmäßigen Abständen, Spannungskopfschmerz hält eher über mehrere Stunden an und Cluster-Schmerz eher 15 Minuten bis drei Stunden. Während Spannungskopfschmerzen eher beidseitig auftreten, sind Migräne und Cluster-Schmerz oft durch die Konzentration auf eine Seite charakterisiert. Der Cluster-Schmerz ist jedoch extrem intensiv und stechend – dafür kommt er eher gehäuft innerhalb einer gewissen Zeitspanne. Er ist nicht so weit verbreitet wie Migräne oder Spannungskopfschmerz. Manchmal mischen sich Spannungskopfschmerzen und Migräne.

Folgende Fragen können Aufschluss darüber geben, ob du Migräne hast. Sie ersetzen aber keine Diagnose durch einen Arzt!

- Treten die Kopfschmerzen einseitig auf?
- Sind Begleitsymptome wie Übelkeit, Erbrechen, Lärm- und/oder Lichtempfindlichkeit im Spiel?
- Wird der Schmerz bei Bewegung oder wenn du dich nach unten beugst intensiver?
- Dauern die Kopfschmerzen sehr lange an – also mehrere Stunden bis drei Tage?
- Bist du so geschwächt, dass du dich hinlegen und Verabredungen/Termine absagen musst?

Kommen dir viele dieser Symptome bekannt vor, könnte es möglich sein, dass du Migräne hast. Ganz wichtig ist hier aber: Die Diagnose muss immer ein Arzt abklären, weil auch andere Ursachen hinter den Beschwerden stecken können! Eine Liste mit speziellen Kopfschmerzexperten findet man online zum Beispiel bei der Deutschen Migräne- und Kopfschmerzgesellschaft (www.dmkg.de).

Meine Worst-Moment-Migräne-Hitliste

Platz 1: Im Flugzeug

Eingesperrt zwischen Menschen, die dich die ganze Zeit beobachten. Und komisch riechen. Die Triebwerke röhren in deinen

Ohren. Und in der Holzklasse kannst du dich nicht mal hinlegen. Die Folter schlechthin: Der Flug dauert länger als eine Stunde.

Platz 2: Bei der Arbeit

Als freiberufliche Journalistin habe ich kein Back-up. Besonders wenn ich für Online-Medien arbeite, muss manchmal innerhalb von zehn Minuten nach einem Ereignis eine Nachricht auf der Website stehen. Eine Challenge wegen des Zeitdrucks? Na ja, eher die, damit zu kämpfen, sich nicht auf den Laptop zu übergeben ... Zumal ich meist irgendwo im Ausland bin und nicht mal eben nach Hause fahren kann, um mich hinzulegen.

Platz 3: Allein im Auto auf der Autobahn

Da freut man sich nach stressigen Arbeitstagen darüber, dass man ohne Migräne durchgekommen ist. Und dann wacht man im Hotel mit Schädel auf. Und weiß: Bis zehn Uhr muss ich ausgecheckt haben und danach 500 Kilometer bis nach Hause fahren. Allein. Diese Aufgabe ist ungefähr so gut zu bewältigen wie für einen Couch-Potatoe die Besteigung des Mount Everest.

Platz 4: Vor einer Verabredung oder großen Feier

Man hat die Tage runtergezählt, bis der Tag da ist, an dem die beste Freundin heiratet. Das perfekte Kleid stundenlang online in sämtlichen Shops gesucht. Und sich wie Bolle auf die Location direkt am See gefreut. Und dann: Party im Kopf statt am Wasser. Echt jetzt, Migräne, du bist eine dumme Kuh!

Platz 5: Im Urlaub

Der Wind fegt durchs Haar, die Sonnenstrahlen kitzeln auf der Nase, der Sand massiert die Füße. Hach, wie herrlich dieser erste Urlaubstag ist. Viel größer könnte die Vorfreude auf das, was einen da in den nächsten 13 Tagen erwartet, kaum sein. Äh ja, zieht man die Migräne an den folgenden drei Tagen mal ab, waren es nur noch zehn. Gibt's eigentlich Rabatt für das ungenutzte Hotel-Büfett?

MIGRÄNE-WEISHEIT NR. 1

Migräne ist mehr als nur Kopfschmerz. Sie fühlt sich an, wie wenn man Magen-Darm-Grippe, einen grippalen Infekt und extrem starke Kopfschmerzen auf einmal hat. Manchmal tritt sie mit zunächst etwas unheimlichen Vorboten wie Sehstörungen oder Lähmungserscheinungen auf. Wenn sich jemand in deinem Umfeld nicht vorstellen kann, wie sich Migräne anfühlt, kannst du es auf diese Weise erklären.

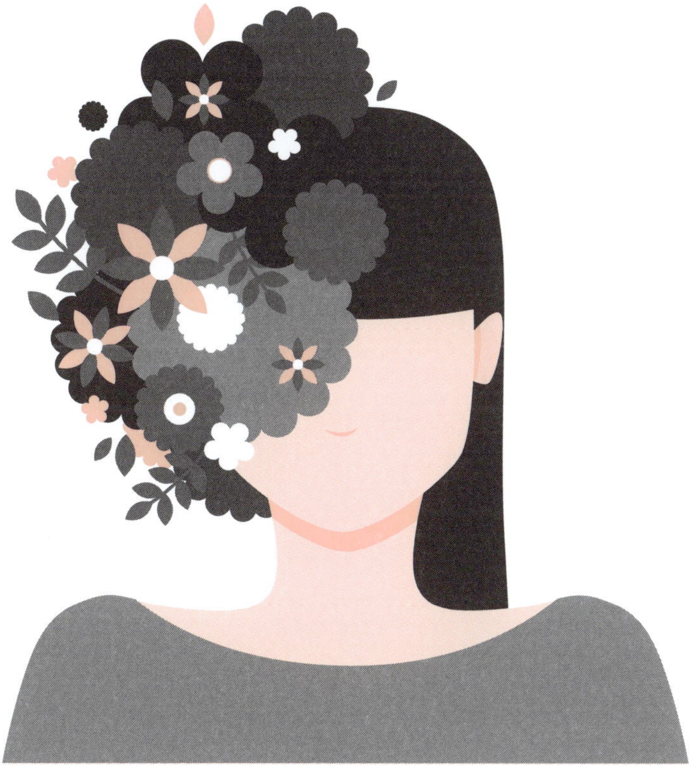

Believe in yourself.

It is okay to take a break.

Be patient with yourself.

IM KLUB VON EINSTEIN, FREUD UND CO. SCHOCKIERENDE FAKTEN ZUR MIGRÄNE

So viele Mythen sich um die Migräne ranken, so groß ist das Unwissen darüber, wie viele Menschen weltweit Migräne haben, wer besonders anfällig ist und welche Auswirkungen die Krankheit auf die Gesellschaft hat. Da kursieren irritierende Fragen wie: Ist es eine Modeerscheinung unserer heutigen stressigen Zeit, in der alle nach dem Motto »schneller, höher, weiter« leben? Und sind es nicht nur Frauen, die wegen ihrer Hormonschwankungen an Migräne leiden? Ist man womöglich noch selbst daran schuld, weil man bestimmte Charaktereigenschaften partout nicht ablegen kann?

Man geht davon aus, dass nur jeder Dritte mit diesen Schmerzen weiß, dass es sich um Migräne handelt. Die richtige Diagnose ist oft ein Problem. Viele gehen erst gar nicht zum Arzt oder dessen Urteil fällt falsch aus. Die Weltgesundheitsorganisation liefert uns die Zahlen: Nur 40 Prozent der Menschen mit Migräne weltweit erhalten eine professionelle Diagnose.

Wer Migräne hat, tut sich einen großen Gefallen, so viel Wissen wie möglich über sie anzuhäufen. Wer keine Migräne hat, ist vielleicht neugierig und möchte erfahren, welche Fakten es zu dieser Krankheit gibt. Bringen wir also etwas Licht ins Dunkel, indem wir sowohl einen kurzen Blick in die Vergangenheit werfen als auch die eindrucksvollen Zahlen beleuchten.

Tatsächlich gibt es seit Jahrhunderten Migräne. Sie ist keineswegs eine Modekrankheit, sondern sehr lange bekannt. Das Wort stammt aus dem Altgriechischen und bedeutet so viel wie

»Kopfschmerz auf der einen Seite«. Hippokrates soll bereits im Jahr 400 vor Christus die Symptome von Migräne beobachtet und dokumentiert haben. Dem Monster einen Namen gegeben hat schließlich der römische Arzt Galen, ein anerkannter Philosoph und Physiker. Er hat die typischen Schmerzen bei Migräne um 200 nach Christus mit seiner Bezeichnung »Hemicrania« auf den Punkt gebracht. Das bedeutet so viel wie »halbseitiger Kopfschmerz«, und darauf baut der heutige Begriff »Migräne« auf. Eine ziemlich angestaubte Nummer also. Daher hat sie nichts mit irgendwelchen neuen Entwicklungen der heutigen Zeit wie beispielsweise zunehmendem Stress zu tun. Wobei auffällig ist, dass immer mehr Kinder von Migräne betroffen sind.

Ich hatte ja bereits beschrieben, dass viele Menschen mit Migräne belächelt werden. Ha, da haben die Motzköpfe aber die Rechnung ohne Albert Einstein, Marie Curie, Napoleon, Julius Caesar oder Sigmund Freud gemacht. Ich würde sagen: Ein sehr erlesener Kreis kluger Menschen. Und sie alle sollen ebenfalls Migräne gehabt haben. Da zählt man sich gern dazu – auch wenn es natürlich nicht viel Trost bringt. Es ist aber zumindest ein schöner Fakt, wenn es mal wieder darum geht, den Zweiflern schlagfertig Kontra zu geben. Wenn dir mal wieder der Satz begegnet: »Ach komm, Migräne haben nur Faultiere!«, dann schmetterst du zurück: »Ach ja, gilt das ebenfalls für Einstein, Freud und Co.?« Die Liste ließe sich noch erweitern um Otto von Bismarck, Edgar Allan Poe und Wilhelm Busch. Ich würde mal behaupten: Sie haben alle ziemlich was gerissen, obwohl sie ein Leben mit Migräne führen mussten. Oder muss es besser heißen: Sie haben alle ziemlich was gerissen, *weil* sie Migräne hatten?

In der Forschung ist man mittlerweile davon abgekommen, dass es eine typische Migränepersönlichkeit gibt. Lass dir also bloß nicht einreden, alles sei psychosomatisch. Migräne ist eine anerkannte neurologische Krankheit, worüber du noch Genaueres im zweiten Teil dieses Buchs erfahren wirst. Trotzdem liest man immer wieder, Menschen mit Migräne wären sehr leistungsorientiert, sehr ordentlich, hilfsbereit und perfektionistisch. Okay, ertappt. Ich finde mich tatsächlich in diesen Charakterzügen wieder. Andererseits kenne ich viele Leute in meinem Freundeskreis, auf die diese Beschreibungen ebenfalls zutreffen würden, die aber keine Migräne haben. Der Unterschied liegt womöglich darin, dass ihr Hirn grundsätzlich nicht die Voraussetzung dafür hat, Migräne zu bekommen, es also nicht so sensibel reagiert.

Man könnte es andersherum betrachten: Eventuell sind viele Migränepatienten deshalb so organisiert, weil wir wissen, dass plötzlich ein Tag für die Tonne sein könnte, weil es uns flachlegt. Oder wir sind deshalb so hilfsbereit oder perfektionistisch, weil wir einen Ausgleich dafür schaffen wollen, wenn wir genau das wegen der vielen Ausfalltage in unserem privaten und beruflichen Umfeld nicht leisten können? Letztlich ist es egal. Fakt bleibt: Es liegt nicht an individuellen Charakterzügen.

Mit Superkräften gesegnet

Als erwiesen gilt hingegen, dass Migränehirne andere Fähigkeiten beziehungsweise andere Reaktionen zeigen als die von gesunden Menschen. So sehen wir beispielsweise das Detail in einer Landschaft, das andere nicht wahrnehmen. Viele Experten gehen davon aus, dass Menschen mit Migräne eine überdurchschnittliche Wahrnehmung aller fünf Sinne haben. Ich kann das bestätigen. Nicht selten zieht mir ein Duft in die Nase, den meine Mitmenschen nicht annähernd wahrnehmen. Oder ich rieche bestimmte Dinge viel intensiver als sie. Vom Geruch von Grillkohle oder den Rauchschwaden am Lagerfeuer wird mir innerhalb kürzester Zeit ziemlich übel. Und das nicht nur, wenn ein Migräneanfall kurz bevorsteht. Allerdings zählen Gerüche tatsächlich zu den Triggern, also den Auslösern von Migräne. Ebenfalls bin ich ganz sensibel auf Lautstärke. Dreht jemand am frühen Morgen das Radio zum Frühstück auf, um in die Gänge zu kommen, ist in meinem Kopf schnell Alarm angesagt. Nicht dass ich sofort einen Migräneanfall bekommen würde, aber ich tapse in der Früh lieber auf leisen Sohlen. Horrorerfahrung beim Zahnarzt oder der Kosmetikerin, wenn dort diese tolle schwenkbare Lampe mit dem grellen Licht direkt in mein Gesicht gehalten wird.

Ich habe auch gelesen, Migräniker sollen empfindsamer auf Stimmungen reagieren. Also etwa, wenn sie einen Raum betreten und direkt beurteilen können, wie es um die Harmonie der Anwesenden steht. Mir fällt es manchmal schwer, solchen Beobachtungen Glauben zu schenken – es hat für mich etwas Ähnliches wie das Lesen von Horoskopen. In meinem Fall kann ich es aber ebenfalls bejahen. Ich zähle mich eher zu denjenigen, deren zwischenmenschliche Antennen sehr sensibel sind. Allerdings habe ich genug Freundinnen, bei denen diese Eigenschaft ähnlich ausgeprägt ist, ohne dass sie Migräne haben.

Was man jedoch bereits in einem Versuch nachweisen konnte, ist die ausgeprägte Hartnäckigkeit bei Menschen mit Migräne. Das beobachteten Wissenschaftler in einem Experiment mit 24 Migränepatienten und 24 gesunden Probanden. Sie bekamen unterschiedliche Töne zu hören und mussten nach einem bestimmten Ton mit einem Tastendruck reagieren, der den Ton zum Verstummen brachte. Nach 16 von 32 Versuchen, bei denen den Teilnehmern die Möglichkeit zum Erfolg gelassen wurde, veränderte man das Experiment so, dass die Probanden keine Chance mehr hatten, das Geräusch abzustellen – egal wie schnell sie reagierten.

Anhand der Hirnstrommessung, dem EEG, zeigte sich bei Migränepatienten, dass sie einerseits schneller reagierten als die gesunden Probanden, andererseits war das sogenannte PINV-Signal (post-imperative negative Variation), das anhand des EEG abzulesen ist, länger und ausgeprägter vorhanden. Es steht für die erlebte Hilflosigkeit. Das Experiment brachte eine neue Sichtweise hervor: Migränepatienten sind nicht hilfloser, wie bisher vermutet, sondern bemühen sich noch ausgeprägter, eine Lösung zu finden. Sie sind also hartnäckiger darin, Probleme zu lösen. »Die teilnehmenden Migränepatienten aktivierten mehr kognitive Ressourcen, um den Ton abzustellen, als die Gesunden. Das drückt sich in einem vergrößerten EEG-Signal und in einer signifikant schnelleren Reaktionszeit aus«, interpretiert der Autor der Studie Prof. Dr. Peter Kropp von der Deutschen Migräne- und Kopfschmerzgesellschaft (DMKG) die Ergebnisse.

Was die Superkräfte betrifft, gibt es einen wunderschönen Film von Maria Galli namens »Invisible Hero«, der im Internet abzurufen ist (gib einfach ihren Namen und »Invisible Hero« in die Suchmaschine ein). Als ich ihn das erste Mal gesehen habe, kullerten mir ein paar Tränchen die Wangen herunter. Er hält nicht nur Menschen mit Migräne den Spiegel vor, wie besonders und tapfer sie sind – was man viel zu oft vergisst. Nein, er ist auch eine wunderbare Möglichkeit, seinen Angehörigen oder Bekannten unkompliziert und auf eine emotionale Weise verständlich zu machen, wie man sich mit Migräne fühlt.

Aber wer hat eigentlich Migräne? Das ist eine der Fragen, die ich zum einen häufig gestellt bekomme und mich zum anderen selbst frage. Oft kommt man sich völlig isoliert vor, weil es gefühlt im Umkreis von 1000 Kilometern keinen weiteren Menschen mit Migräne gibt. Hat eigentlich schon jemand Tinder für Migränepatienten erfunden? Wäre mal eine Idee. Tatsächlich haben ziemlich viele Menschen Bekanntschaft mit Erna gemacht. Die Weltgesundheitsorganisation geht davon aus, dass heutzutage einer von sieben Menschen weltweit an Migräne leidet. Schwierig vorzustellen? Ich finde ja diesen Vergleich erschreckend: Sie ist weiter verbreitet als Asthma, Epilepsie und Diabetes zusammen! Trotzdem fließt nicht annähernd so viel Geld in die Erforschung der Migräne als in die der Epilepsie. Ebenfalls erstaunlich: Medizinstudenten beschäftigen sich weltweit im rund sechsjährigen Studium im Schnitt nur zwei bis vier Stunden mit Informationen zu Kopfschmerzen und deren Behandlung.

Für alle, die den Unterschied zwischen Migräne und Kopfschmerzen nicht klar sehen, dürfte die Erhebung der WHO ganz interessant sein, die Migräne auf Platz 7 der am schwersten behindernden Erkrankungen listet. Sehr schwere und häufige Migräneattacken sieht die Organisation in einem Umfeld mit Demenz, Psychosen oder Tetraplegie – einer Lähmung von Armen und Beinen. Das bedeutet konkret: Man ordnet die Behinderung mit Migräne ähnlich ein, wie wenn man unter einer der anderen Krankheiten leidet.

Dabei tritt die Krankheit auf allen Kontinenten verteilt auf – nur im fernen Osten und in Afrika scheint sie etwas weniger stark vertreten zu sein. Welche Ursache das hat, kann man nicht genau sagen. Ob die Menschen dort entspannter in ihrer Lebensweise sind?

Wissenschaftler haben jedenfalls ein Gen identifiziert, das den Menschen, die früher in eine kältere Region ausgewandert sind, dabei geholfen hat, besser mit den Temperaturen klarzukommen. Es handelt sich um eine Genvariante des sogenannten TRPM8. Und dieses ist bereits mit Migräne in Verbindung gebracht worden. Die Menschen im Norden sind damit zwar robuster gegen die Kälte, dafür aber empfindlicher für Migräne. Es könnte ein Erklärungsansatz sein, warum Migräne auf der nördlichen Halbkugel so verbreitet ist.

Schauen wir speziell nach Deutschland, variieren die Angaben, wie viele Menschen zur Migräne-Clique gehören. Die Schmerzklinik in Kiel, die als eine der führenden Migräne-Institutionen gilt, geht von rund 18 Millionen Betroffenen aus. Auf meine Anfrage bei der Deutschen Migräne- und Kopfschmerzgesellschaft bekam ich die Antwort, man könne von 12 bis 15 Prozent bei Frauen und 8 bis 10 Prozent bei Männern ausgehen. Die Deutsche Gesellschaft für Neurologie und die Deutsche Migräne- und Kopfschmerzgesellschaft sprechen in ihren Ende April 2018 vorgestellten Leitlinien von einer Verteilung von 20 Prozent bei Frauen und 8 Prozent bei Männern. Warum die Verteilung hier fast dreimal häufiger Frauen trifft? Man schätzt, dass die Hormone eine Rolle spielen. Laut der Schmerzklinik Kiel schlagen sich Schätzungen zufolge rund 900.000 Menschen täglich mit Erna herum. Zudem geht man davon aus, dass 100.000 Menschen täglich deshalb arbeitsunfähig und bettlägerig sind. Die Kosten sind enorm. In Deutschland sollen sie sich auf 3,1 Milliarden Euro pro Jahr belaufen – Grundlage sind hier 32 Millionen verlorene Arbeitstage. Die Verteilung auf Nord und Süd fällt innerhalb Deutschlands übrigens ausgeglichen aus. Der Föhn in der Nähe der Alpen wird womöglich oft überschätzt. Auch die Verteilung auf Stadt und Land hält sich die Waage.

Was das Alter betrifft, liegt der Höhepunkt oft zwischen 30 und 40 Jahren. Natürlich können auch Kinder von Migräne betroffen sein. Mit zunehmendem Alter bzw. bei Frauen in den Wechseljahren muss sie nicht zwingend verschwinden – obwohl die Tendenz dahin geht, dass sie mit höherem Alter eher abnimmt.

Wer wie ich gleich zwei Elternteile mit Migräne aufzählen kann, hat sozusagen den Jackpot in der Migräne-Lotterie gewonnen. In einigen Familien kommt Migräne gehäuft vor. Bis zu 90 Prozent der Migränepatienten haben einen weiteren Fall in der Familie. Das spricht für eine genetische Vorbelastung. Nicht zu vergessen: Zu Migräne zählen auch seltenere

Formen wie eine Aura ohne folgenden Kopfschmerz. Das war bei meinem Vater beispielsweise früher oft der Fall, weshalb es sehr lange gedauert hat, ehe die Symptome wirklich als Migräne eingeordnet wurden. Mein jüngerer Bruder hatte mehr Glück als ich und lediglich ein paar Mal in seinem Leben einen Migräneanfall.

Die Mehrheit hat die sogenannte episodische Migräne, die wie bei mir rund ein- bis zweimal im Monat auftritt. Das ist für viele Außenstehende überraschend. Erst letztens fragte mich eine Kollegin, wie es denn sein kann, dass ich zwei bis drei Attacken im Monat habe. Die Zahlen sprechen für sich: Man geht davon aus, dass mehr als drei Viertel der Betroffenen mehr als eine Attacke im Monat haben. Im Schnitt leiden Betroffene wohl drei Tage pro Monat. Während es natürlich auch die Glücklichen gibt, die Migräne womöglich nur ein paar Mal im Jahr erleben, gibt es genauso Menschen mit einer chronischen Migräne, die an mehr als 15 Tagen im Monat auftritt. Man schätzt, dass dies ungefähr 2 Prozent der Weltbevölkerung betrifft. Sie gibt Forschern noch immer Rätsel auf. Eine häufige Ursache ist der Medikamentenübergebrauch. Er entsteht dadurch, dass an mehr als zehn Tagen im Monat Schmerzmedikamente eingenommen werden. Die Dosis ist für dieses Kriterium nicht relevant. Es zählt lediglich das Verhältnis von zehn Tagen mit Medikamenten zu 20 Tagen ohne sie.

Mehr als 15 Tage im Monat unter Schmerzen zu leiden kann sich ein gesunder Mensch, der wie selbstverständlich jeden Morgen aus dem Bett hüpft, kaum vorstellen. Wenn jeder Tag zum Roulette wird und man prüfend in sich hineinzuhorchen beginnt, ob die Migräne wüten könnte, bedarf es enorm viel Kraft, seinen Alltag zu bewältigen. So überrascht es kaum, dass Menschen mit Migräne ein fünfmal größeres Risiko entwickeln, Depressionen zu bekommen. Andersherum ist bei Menschen mit Depressionen das Risiko dreimal so hoch, unter Migräne zu leiden.

MIGRÄNE-WEISHEIT NR. 2

Migräne ist keine Modekrankheit unserer Zeit, sondern es gibt sie schon sehr lange. Auch Promis wie Albert Einstein, Marie Curie oder Sigmund Freud sollen darunter gelitten haben. Es gibt aber keine spezielle Migränepersönlichkeit, die Krankheit ist oft genetisch bedingt.

Your life is as good as your mindset.

Love your life.

Be a warrior, not a worrier.

NIE MEHR MIGRÄNE! TSS, SCHÖN WÄR'S! DAS RICHTIGE MINDSET

Jetzt wird es ernst. Migräne gehört zu den chronischen Erkrankungen wie Asthma, Epilepsie und Co. Das, was man gemeinhin unter Heilung versteht, ist derzeit nicht im Angebot. Also nie mehr im Leben einen Migräneanfall haben, ist nicht. Nope. Leider. Und nein, ich finde es nicht toll. Du fragst dich: Warum halte ich dann noch gleich dieses Buch in der Hand? Weil es sehr viele Möglichkeiten gibt, ein Leben mit Erna angenehmer zu gestalten. Und dabei soll dir dieses Buch helfen.

Es ist so wie mit Familienangehörigen, die man überhaupt nicht ausstehen kann. Man wird sie nie los, weil man verwandt ist, klar. Kann man sich schließlich nicht aussuchen. Aber das Zusammenleben oder das Zusammentreffen lässt sich so komfortabel wie möglich gestalten. Und so ist es mit Erna – ich mag sie nicht, aber ich versuche, mich mit ihr zu arrangieren. Das klappt manchmal besser, und wenn ich ehrlich bin: manchmal überhaupt gar nicht. Dann wünsche ich mir das bisher Unmögliche: nie mehr Migräne haben. Nie mehr diesen Kampf mit Erna ausfechten, wer stärker ist. Sich nie mehr von jetzt auf gleich eingebremst zu fühlen, weil man nicht so loslegen kann, wie man will.

Diesen Wunsch finde ich völlig legitim, und es ist ja auch nicht ausgeschlossen, dass es irgendwann doch möglich ist. Ich gehöre aber eher zu der Sorte Realisten, die nicht gern das Blaue vom Himmel versprechen. À la: Mach dies oder das, und du bist die nervige Tante für immer los. Von diesen Pappenheimern, die genau das propagieren, gibt es genügend. Und es mag sein, dass es den ein oder anderen Fall gab, wo es tatsächlich geklappt hat. Das will ich überhaupt nicht infrage stellen. Die Realität der großen Mehrheit ist leider eine andere: Es klappt eben nicht. Und wenn es die eine Lösung geben würde, dann hätte derjenige, der sie entdeckt hat, definitiv einen Nobelpreis verdient.

Nicht falsch verstehen, ich will damit nicht sagen, man sollte sich damit abfinden, sich ständig mit diesen Schmerzen herumquälen zu müssen. Doch der Hoffnung auf eine Heilung hinterherzurennen und sich permanent darüber zu ärgern, wenn wieder die nächste Attacke ansteht, kann auf Dauer ziemlich zermürbend sein. Und es kostet wahnsinnig viel Energie. Ausgerechnet von der haben wir nicht genügend. Von unseren Ärzten wird uns außerdem immer eines gepredigt: Schalte einen Gang runter, lerne, gelassener zu werden, und rege dich nicht wegen jeder Kleinigkeit auf.

Wie gesagt, die Erwartungshaltung, nie mehr Migräne zu haben, ist für mich persönlich unrealistisch. Ich glaube aber fest daran, dass es besser werden kann. Ich bin davon überzeugt, dass wir gewisse Selbstheilungskräfte besitzen – nicht zuletzt seit ich das Buch »Warum Gedanken stärker sind als Medizin« der Ärztin Lissa Rankin gelesen habe. Darin geht es nicht darum, nicht mehr zum Arzt zu gehen. Und sicher kann ich meine Migräne nicht allein heilen. Aber vielleicht gelingt es mir durch positivere Gedanken in meinem Kopf, besser damit leben zu können oder sie seltener zu haben.

Der Placebo- und der Noceboeffekt, den Rankin in ihrem Buch beschreibt, sind für mich schon eindrucksvolle Beispiele, wie der Kopf mit unseren Gedanken unsere Gesundheit beeinflussen kann. Der Placeboeffekt steht für das Phänomen, dass sich Beschwerden bessern, wenn man zum Beispiel ein Medikament nimmt, das aber tatsächlich nur eine Zuckerpille ist. Beim Noceboeffekt kann es passieren, dass eigentlich wirkungsvolle Medikamente keinen Nutzen haben, weil uns der Arzt zum Beispiel sagt, sie bringen sowieso nichts. Mehr zu diesen Theorien und wie Körper und Geist miteinander verknüpft sind, erkläre ich im letzten Teil dieses Buchs.

Für mich liegt es jedenfalls nahe, dass ich bei meiner Erwartungshaltung der Migräne gegenüber anfange und mich auf dieser Basis damit beschäftige, was ich selbst dazu beitragen kann, dass es mir besser geht. Die Einsicht, dass man Migräne nicht vollständig heilen kann, ist zwar ernüchternd, kann aber der Anstoß sein, einen Weg zu finden, damit umzugehen. Glaub mir: Du bist nicht machtlos, sondern kannst sehr viel bewirken!

Akzeptanz hilft

Hast du es schon ausgesprochen? Was? Na, den Satz: Pah, das ist ja eine lustige Trulla. Wie stellt die sich das denn bitte vor? Die kann ja schlau daherreden ... Im Ernst: Ich will nicht behaupten, dass ich für mich den idealen Weg gefunden habe. Du weißt, Nobelpreis und so. Aber: Ich habe unter anderem beim Schreiben vieler Psychologie-Artikel für Frauenmagazine etwas mitgenommen. Zum Beispiel wie man Resilienz entwickeln kann. Das ist die psychische Widerstandskraft in Krisen. Dabei habe ich einen spannenden Ansatz für das Leben mit Migräne entdeckt. Voraussetzung dafür, eine Krise halbwegs unbeschadet zu meistern, ist: Akzeptanz. Auch darauf gehe ich im letzten Teil dieses Buchs noch näher ein und beschreibe, wie uns die einzelnen Schritte zur Stärkung der Resilienz beim Leben mit Migräne helfen können. Die Akzeptanz ist mir schon an dieser Stelle so wichtig, weil man sich ohne sie keinen Schritt von der Stelle bewegen kann. Wie sagte Hermann Hesse so schön: »Jedem Anfang wohnt ein Zauber inne.« In diesem Fall ist unser Zauber die Akzeptanz.

Wenn ich mich mal wieder darüber aufrege, dass ich in einem Monat soundsoviele Migränetage hatte, mache ich nichts anderes, als mich über die Schwächen meines eigenen Körpers zu echauffieren. Mir zu sagen: Du bist echt nicht okay, so, wie du bist. Am heftigsten ist es, wenn ich mitten in einer Attacke stecke. Dann schmettern die bösen Gedanken durch meinen Kopf. Der negative Self-Talk aktiviert wiederum das Stresssystem. Klingelt es? Das kann nicht gut sein, schon gar nicht, während der Schädel in einer Migräneattacke ohnehin brutzelt. Man mag es kaum glauben, aber mitfühlende Gedanken können uns wirklich beruhigen.

Öhm, und man will doch auch nicht, dass jemand anderes so mit uns spricht, oder? Wir selbst dürfen es aber? Stattdessen könnte ich mir sagen: Ja, ich habe Migräne, und ich habe sie mir sicher nicht ausgesucht, aber sie gehört nun einmal zu mir. Ich bin nun mal die mit »ihrer Migräne«, aber ich bin zugleich eine erfolgreiche Journalistin, eine zuverlässige Freundin und eine liebevolle Partnerin.

Na ja, und wenn ich ehrlich bin, bin ich jemand, der gern die Kontrolle über sein Leben hat. Ich hasse es zum Beispiel, Verabredungen abzusagen. Ich plane meine Woche gern ein paar Tage im Voraus. Und wenn dann etwas nicht so funktioniert, wie es soll, werde ich grantig. Erst recht, wenn ausgerechnet die Migräne alles aus den Angeln hebt. Sie ist sozusagen mein Lehrmeister geworden, mich in Gelassenheit zu üben. Schon mal aus der Perspektive betrachtet, dass uns die Migräne sozusagen wie ein Schutz vor kritischen Situationen bewahrt, in der unser Körper womöglich sonst noch heftiger mit Ohnmacht oder Schlimmerem antworten würde? Es wird nie alles perfekt sein. Selbst bei Menschen, die keine Migräne haben, ist nicht alles perfekt – auch wenn man sich manchmal sehr leicht blenden lässt und sich das einredet. Statt darauf zu warten, dass mein Leben ohne Schmerzen endlich so ist, wie ich es mir vorstelle, versuche ich, die Momente bewusster zu genießen, in denen ich keine Migräne habe. Okay, okay, es ist wirklich mühsam, aber ich trainiere es zumindest. Oooooohm. Im Hintergrund erklingt jetzt ein Gongschlag oder so ...

Man kann darüber lachen und es als esoterisch abtun. Tatsächlich hat mir die ein oder andere Weisheit aus dem Buddhismus, den ich eher philosophisch als religiös verstehe, weitergeholfen. Zum Beispiel die Erkenntnis, dass alles im Leben im Fluss ist. Den Spruch hat sie doch aus irgendeinem ollen Postershop geklaut, oder? Na ja, es hat einen ziemlich tröstlichen Aspekt. Dieser ständige Wechsel sorgt zwar dafür, dass man positive Augenblicke nicht festhalten kann. Zugleich bleibt Negatives aber auch nicht für immer. Gerade in Situationen, in denen ich das Gefühl habe, dass meine Migräne wieder häufiger und intensiver wird, kann mich dieser Gedanke vor zu großer Panik und schwarzmalerischen Gedanken bewahren.

Ergreife die Initiative

Neben der Akzeptanz gibt es ein weiteres wichtiges Selbsthilfe-Tool: Eigeninitiative. Migräne ist eine sehr individuelle Krankheit, die es erfordert, selbst zu handeln – vor allem weil es kein Patentrezept gibt. Die Migräne besser zu verstehen, hat mir einen großen Teil der Ohnmacht genommen. Wenn ich darauf warte, dass mir irgendein Arzt eine Zauberpille verschreibt, die mich von der Migräne heilt, sitze ich wohl in 80 Jahren noch in seiner Praxis und schaue den Wänden dabei zu, wie sie vergilben. Ja, es ist der bequemere Weg, sich ausschließlich auf die Götter in Weiß zu verlassen, aber da ist man irgendwo falsch abgebogen. Ich glaube nicht mehr an die rosarote Pille, mit der sich die Migräne für immer verabschiedet. Sondern daran, dass ich mir diese rosarote Pille selbst zusammenstellen muss – indem ich kompetente Ärzte an meiner Seite habe, meine Gewohnheiten überdenke, mehr auf meinen Körper höre, weniger Rücksicht auf andere nehme und mich auf Dinge einlasse, die ich vorher auch mal anzweifelte.

Ich stand zum Beispiel dem Vorschlag eines Arztes, progressive Muskelentspannung nach Jacobson auszuprobieren, sehr kritisch gegenüber. Was soll mit meinem Kopf passieren, wenn ich lerne, mehr in den Körper hineinzufühlen? Erst als ich von dem Experiment des amerikanischen Hirnforschers Richard Davison gelesen habe, der am Beispiel von tibetischen Mönchen nachweisen konnte, dass Meditation die Hirnstrukturen verändern kann, habe ich mich auf die Entspannungsübungen eingelassen. Der Effekt: Ich kann die ersten Anzeichen eines Migräneanfalls besser wahrnehmen und entsprechend meine Medikamente früher nehmen.

Es ist nur eines von vielen Beispielen, wie ich gelernt habe, meine erste Meinung zu überdenken. Genauso war es anfangs mit den Triptanen. Ich habe mich vehement dagegen gewehrt und fleißig mit Aspirin, Ibuprofen und Co. experimentiert. Irgendwann hat mich mein Neurologe darüber aufgeklärt, dass Triptane nicht das Teufelszeug sind, für das es viele halten. Seitdem habe ich verschiedene ausprobiert und bin mittlerweile bei dem angekommen, was am besten zu meiner Migräne-Charakteristik passt. Denn auch hier gibt es viele verschiedene Möglichkeiten und Kombinationen, auf die ich im dritten Teil des Buchs noch näher eingehen werde.

Man sollte also nicht irgendwelchen Schauergeschichten Glauben schenken. Sondern sich selbst bei vertrauenswürdigen und wissenschaftlichen Quellen um Informationen bemühen. Das kann zum Beispiel der eigene Neurologe sein, der auf die Fragen seiner Patienten eingehen sollte. Scheue dich nicht, dich mit dem Thema zu beschäftigen. Man hat schließlich nichts zu verlieren und kann durch mehr Wissen nur dazugewinnen.

Und noch ein Zuckerl zum Schluss, weil dieses Kapitel etwas ernüchternd war: Es gibt wahnsinnig viele Möglichkeiten, die dich im Zusammenhang mit Migräne weiterbringen können.

Man muss die richtige Kombination für sich finden. Mich hat die Erkenntnis des Neurologen Prof. Allan Purdy beim Migraine Summit 2018, einer Art Online-Experten-Konferenz, beeindruckt. Er sagte: »Die Schönheit von Migräne ist, dass sie dir zeigt, wie dein Gehirn funktioniert. Es geht darum, wie du auf das Leben um dich herum reagierst. Je mehr man darüber weiß und versteht, desto besser wird es einem gehen.«

MIGRÄNE-WEISHEIT NR. 3

Das richtige Mindset kann dir helfen, besser mit der Migräne zu leben. Es geht darum, zu akzeptieren, dass man den ungebetenen Gast nicht so schnell los wird. Sich nicht auf die Migräne zu reduzieren, sondern sich auch die positiven Seiten in seinem Leben bewusst zu machen. Selbst die Initiative zu ergreifen und sich nicht darauf zu verlassen, dass der Arzt irgendwann ein Patentrezept in der Hand hält. Offen gegenüber neuen Behandlungsmethoden zu sein, aber trotzdem keine zu hohen Ziele und Erwartungen zu haben. Und sich so viel Wissen über Migräne anzueignen wie möglich.

Don't give up.

Focus on yourself.

You can't please everyone.

»MENSCH, DU MUSST NUR MEHR TRINKEN, DANN GEHT DAS WEG.« DIE SCHLAUEN RATSCHLÄGE DER HOBBY-ÄRZTE

Es ist ziemlich absurd. Da wissen die meisten kaum etwas über Migräne. Und selbst unter Betroffenen gibt es viele, die keine Ahnung davon haben, an was sie leiden und es hinnehmen, statt zum Arzt zu gehen. Und trotzdem fühlt sich aus irgendeinem Grund jeder dazu berufen, innerhalb von Sekunden den weißen Kittel anzuziehen und sein Medizin-Fachwissen zum Besten zu geben, wenn man eine Migräneattacke hat. Das Resultat sind Ratschläge à la: »Mensch, du musst nur mehr trinken, dann geht das sicher weg.« Äääähm, nein, sonst würde ich freiwillig ein ganzes Wasserfass täglich trinken, wenn es sein muss. Oder: »Hast du was Falsches gegessen, dass dir so schlecht ist?« Hallo, nein, ich stopfe nicht wie wild Nutella mit Gurken in mich hinein – und wo wir dabei sind, ich bin nicht schwanger. Alles schon gehört. Auch beliebt: »Leg dich doch ein bisschen hin, das hilft mir bei Kopfschmerzen ganz gut.« Ja, aber deine Kopfschmerzen sind eben nicht Migräne, also einfach mal Klappe halten. Der Klassiker: »Nimm halt eine Tablette.« In meinem Lieblings-Twitterspruch schreibt eine Betroffene, dass sei in etwa so, wie wenn man dir ins Knie schießt und jemand sagt: »Kleb halt ein Pflaster drauf«. Manchmal muss ich in diesen Momenten innerlich grinsen. Ich rege mich zwar oft über die Unwissenheit auf, aber mittlerweile kommt sogar ein bisschen Galgenhumor hinzu.

Was ich hier beschreibe, sind nur die gut gemeinten Ratschläge in einer akuten Situation. Aber es gibt ja noch die Reaktionen auf den Fakt, dass Migräne eben einen chronischen Charakter hat. Wenn ich mich mit anderen darüber unterhalte, dass meine Migräne im Schnitt alle zwei Wochen ihr Bestes gibt, dann fällt oft mein meist gehasster Satz: »Das gibt es doch nicht!« Wahlweise begleitet von einem heftigen Kopfschütteln. Ich antworte dann: »Doch, das gibt es.«

Es ist sicher nicht böse gemeint, aber in diesem Moment stellen sich bei mir alle Nackenhaare auf. Es vermittelt mir den Eindruck, dass meine Beschwerden gar nicht so häufig sein dürften, dass ich irgendwie seltsam bin – dabei erlebe ich es trotzdem immer wieder. Ja, ab und an fühle ich mich wie ein Alien. Das liegt am Umgang anderer Menschen mit mir und meiner Migräne und nicht an meiner Krankheit selbst. Jemand, der noch nie Migräne hatte, kann wirklich nicht nachempfinden, was es bedeutet. Dadurch fühlt man sich stigmatisiert. Natürlich kann ich nicht erwarten, dass der andere sich komplett in mich hineinversetzt. Eine wichtige Basis ist aber ein verständnisvoller und fürsorglicher Umgang miteinander.

Fürsorge wird manchmal leider etwas missverstanden. Nicht selten bekomme ich Empfehlungen wie: »Hast du schon mal diese Darmkur versucht, bei der die schädlichen Pilze von einem Heilpraktiker entfernt werden? Bei einer Bekannten hat das super geholfen.« Oder: »Wie ist es eigentlich mit diesem Ohren-Piercing, das soll ja bei Migräne Erfolge bringen können. Warum probierst du das denn nicht mal aus?« Oft muss ich mir anhören, dass ich sicher zu viel Stress habe und den doch mal reduzieren soll. Ein Argument, das naheliegt, schließlich reise ich als selbstständige Journalistin, die in der Formel 1 und allgemein im Motorsport arbeitet, viel herum und muss dem Druck von Deadlines standhalten. Ich bringe da gern den Vergleich, dass ich bei meiner letzten Festanstellung, die mit keinerlei Reiserei verbunden war, nicht weniger Migräne hatte. Alle Ideen sind sicher lieb gemeint. Abgesehen davon, dass ich wahnsinnig viel ausprobiert habe.

Fünf Migräne-Mythen

Mit meinen Beispielen sind wir mitten in die Welt der Mythen und Fabeln eingetreten. Sie beinhalten mehrere grundlegende Denkfehler, weil das Basiswissen über Migräne fehlt.

Mythos Nummer 1: Migräne ist Kopfschmerz.

Die Wahrheit: Nein, man muss bei einem Migräneanfall nicht zwangsläufig Kopfschmerzen haben – es gibt sie in seltenen Fällen auch ohne. Abgesehen davon sind die Kopfschmerzen bei Migräne viel stärker. Es kommen Übelkeit, Licht-, Geräusch- und Geruchsempfindlichkeit dazu, Konzentrationsschwierigkeiten, neurologische Probleme wie Sprach- oder Sehstörungen und Schwäche. Migräne ist eine neurologische Erkrankung mit funktionellen und manchmal strukturellen Veränderungen im Gehirn.

Mythos Nummer 2: Migräne ist heilbar.

Die Wahrheit: Migräne entsteht im Hirn und nicht sonstwo. Wer das fehlkonstruierte Montagshirn hat, der wird es nicht mit einer Behandlungsmethode einfach wieder los. Wir können also den XXL-Mythos widerlegen, dass man Migräne mit der richtigen Behandlung easy wieder los wird.

Mythos Nummer 3: Wer seinen Auslöser findet, hat gute Chancen auf Besserung.

Die Wahrheit: Tatsächlich kann es sehr helfen, seine Migränetrigger ausfindig zu machen. Und glaub mir, ich habe monatelang den Detektiv gespielt. Hat den Nachteil, dass man sich nur noch auf dieses Thema konzentriert und sich dabei verrückt macht. Selbst wenn man eine Ursache gefunden hat und die Chance hat, diese zu vermeiden (das geht ja nicht immer), können uns hundert andere Faktoren in die Suppe spucken. Migräne ist multifaktoriell. Heißt: Sie wird wegen vielen verschiedenen Kleinigkeiten aggressiv. Das können bei jedem Menschen und in jeder Lebensphase andere sein.

Mythos Nummer 4: Was dem einen hilft, muss beim anderen auch funktionieren.

Die Wahrheit: Eine Therapie, wie zum Beispiel die Darmpilz-Idee, die bei jemandem erfolgreich war (vorausgesetzt er litt wirklich unter Migräne), hilft nicht zwangsläufig jedem Migränepatienten. Eben weil diese Krankheit so individuell ist und die Wissenschaftler sie bislang nicht durchschaut haben.

Mythos Nummer 5: Wer auf Rotwein, Schokolade und Käse verzichtet, hat seine Ruhe.
Die Wahrheit: Dieses Märchen gehört zu meinen Favoriten. Es hält sich, aus welchem Grund auch immer, sehr hartnäckig. Mag sein, dass viele auf diese drei Lebensmittel sensibel reagieren. Für mich gilt das tatsächlich beim Rotwein (abgesehen davon, schmeckt er mir sowieso nicht), Alkohol ist aber generell ein Trigger bei mir. Grundsätzlich haben neuere Forschungen das Verlangen nach Schokolade und Käse eher als Vorboten einer Attacke identifiziert. Sprich: Die Migräne ist sowieso auf dem Vormarsch, und uns gelüstet es deshalb nach diesen Leckereien. Klar kann man da den Schluss ziehen, sie seien die eigentlichen Trigger.

»Aber du siehst doch gar nicht krank aus«

Was es so kompliziert macht: Migräne zählt wie beispielsweise Depressionen, Multiple Sklerose, Fibromyalgie oder Lupus zu den unsichtbaren Krankheiten. Zwar mag man dem Betroffenen hin und wieder Symptome ansehen, aber Außenstehende haben keine Vorstellung davon, wie sein Alltag aussieht und inwieweit er möglicherweise eingeschränkt ist. Man scheint zu funktionieren, kann laufen, schleppt sich sogar zur Arbeit, versucht, Gespräche zu führen. Uns quält aber der Schmerz, das Gefühl, keinen Meter mehr zu schaffen oder sich gleich auf der nächsten Toilette übergeben zu müssen. Man kann Migräne nicht sehen. Und weil es keinen Test oder Biomarker gibt, der einem bestätigt, dass man Migräne hat, ist man darauf angewiesen, dass andere Menschen einem glauben, was man ihnen erzählt. Dass sie dein eigenes Wissen nicht ständig infrage stellen. Kein leichtes Unterfangen, wenn eine Krankheit so ein schlechtes Image hat, so stigmatisiert ist und sich so viele Mythen darum ranken.

Die Amerikanerin Christine Miserandino hatte ein ähnliches Problem. Sie leidet an Lupus. Das ist ein Autoimmundefekt, der zu den Rheuma-Erkrankungen zählt und die Organe angreift. Die Krankheit ist selten, die Diagnose gilt als kompliziert.

Immer wieder bekam die junge Frau zu hören: »Aber du siehst gar nicht krank aus.« Sie rief die gleichnamige Website butyoudontlooksick.com ins Leben und setzt sich für Menschen ein, die ebenfalls an einer unsichtbaren Krankheit leiden. Bekannt wurde sie mit ihrer Löffeltheorie. Damit erklärte sie einer Freundin bei einem Abendessen in einem Restaurant spontan, wie sie sich mit ihrer Krankheit fühlt. Die Freundin war neugierig und wollte nicht wissen, wie sich die körperlichen Symptome bemerkbar machen, weil sie schon viel darüber wusste, sondern wie sich Christine damit fühlt, diese Krankheit zu haben.

Christine legte ihrer Freundin zur Veranschaulichung zwölf Löffel auf den Tisch. Warum zwölf? Weil jeder, der gesund ist, jeden Tag eine kaum begrenzte Anzahl an Löffeln = Energie zur Verfügung hat. Wer nicht ganz gesund ist, muss unter Umständen mit der Anzahl der Löffel haushalten. Für jede Aufgabe, die für einen Gesunden im Alltag selbstverständlich und Routine ist, schob sie einen Löffel weg. Um sich anzuziehen, das Geschirr abzuwaschen, zur Arbeit zu fahren etc. Wer gesund ist, legt einfach los. Wer jedoch durch etwas eingeschränkt ist, denkt über jeden Schritt nach, entscheidet sich womöglich zwischen zwei Optionen, die er beide gern wahrnehmen würde, während er aber nicht die Energie dafür aufbringen kann. Es kann also passieren, dass noch vor Ende des Tages kein Löffel mehr übrig bleibt. So machte Christine Miserandino ihrer Freundin bewusst, wie sie immer und immer wieder ihre Energie aufteilen muss.

Was das mit Migräne zu tun hat? Viel. Auf den ersten Blick mag die Theorie vor allem für den akuten Fall einer Migräneattacke zutreffen. Da wird der Gang von der Couch in die Küche zum Marathon. Gar nicht zu reden vom Duschen oder Müllrausbringen.

Alles Routineaufgaben, die ziemlich viele Löffel kosten würden. Je nachdem wie häufig die Migräne auftritt, können ziemlich viele Tage im Monat eng werden. Selbst wenn man nicht so heftige Schmerzen hat, dass man zum Triptan greifen müsste, kann jeder beliebige Tag zu genau so einem werden, an dem man mit seinen Löffeln haushalten muss. Entweder weil sich dein Körper denkt, es wäre mal wieder lustig, für ein wenig flaue Bauchturbulenzen nach dem Aufstehen zu sorgen oder dich von einer Minute auf die andere eine bleierne Müdigkeit und Erschlaffung deiner Muskeln überfällt, die du nicht mal mit einem doppelten Espresso in den Griff bekommst. Oder weil du aus Angst vor der nächsten Attacke (Hey, Baby, ich bin bald wieder da) versuchst, dich prophylaktisch schon mal nicht zu übernehmen und deshalb viele Sachen von deiner Liste streichst, die du sonst gern gemacht hättest.

Ich kam zum Beispiel einmal von drei entspannenden Tagen aus meinem Lieblingshotel aus den Bergen in Österreich zurück, brauchte für die Fahrt aber wegen Stau sechs statt der üblichen drei Stunden. Zudem war es furchtbar heiß an dem Tag – trotz Klimaanlage im Auto. Eigentlich wäre ich an dem Abend noch zu einem Geburtstag in München eingeladen gewesen. Ich hätte nach zwei Stunden Pause zu Hause dafür noch mal 45 Minuten in die Stadt reinfahren müssen. Und glaub mir, ich wäre verdammt gern zu dieser Party gegangen. Ich habe die gesamten zwei Stunden überlegt, ob ich nun fahren soll oder nicht. Ich war von der anstrengenden Fahrt, den Reizen durch all die Autos auf der Autobahn, dem verspannten Nacken hinterm Steuer und der Hitze so durch die Mangel genommen worden, dass mein Körper im Eimer war. Er hätte sich garantiert am nächsten Tag gerächt, wenn ich ihm noch die Party aufgedrückt hätte. Also verharrte ich zu Hause auf der Couch. Ein gesunder Mensch wäre wahrscheinlich durch die drei Tage Urlaub so entspannt gewesen, dass die Autofahrt ihn zwar genervt und gestresst, aber körperlich nicht so mitgenommen hätte und der Geburtstag kein Problem gewesen wäre. Früher habe ich mich bei solchen Entscheidungen noch geweigert, darauf zu hören, was mein innerer Drehzahlmesser sagt – und es zu oft mit Migräneattacken bezahlt. Heute bin ich da etwas milder mit mir, auch wenn ich mir wünschen würde, ich hätte genauso viel Energie wie ein gesunder Mensch zur Verfügung und müsste mich nicht andauernd entscheiden, was ich tun kann und was nicht.

Ich habe etwas, das du nicht siehst

Tagtäglich beachte ich viele Dinge, die für andere im Verborgenen bleiben. Selbst wenn Außenstehende sie bemerken könnten, zum Beispiel wenn Kollegen mit mir auf Reisen sind oder ich mit Freundinnen über ein Wochenende wegfahre, sind sie für andere oft nicht nachzuvollziehen. Fangen wir damit an, wann ich aufstehe. Für mich klingelt der Wecker jeden Morgen um 7.30 Uhr. Whaaaaat? Die ist doch Freiberuflerin, warum schläft sie da nicht mal länger? Weil ein regelmäßiger Schlaf-Wach-Rhythmus zur Vorbeugung der Migräne das A und O ist. Ja, auch am Wochenende – beziehungsweise besonders dann. Nicht selten hört man von der sogenannten Wochenend-Migräne, weil Leute länger schlafen oder weniger Kaffee als unter der Woche trinken. Bin ich zum Beispiel bei einem Rennen als Reporterin im Einsatz, muss ich meist früher aufstehen. Kein Problem, geht man halt früher ins Bett. Leider ist es nicht ganz so einfach, und mein Biorhythmus ist selbst dann aus dem Tritt. Insgesamt brauche ich mindestens sieben Stunden Schlaf. Unterschreite ich dieses Zeitpensum, kann es böse enden.

Weiter geht es mit dem Frühstück. Es soll ja Menschen geben, die ohne etwas im Magen das Haus verlassen. Bei mir ein No-Go. Sobald ich eine Mahlzeit auslasse, meldet sich mein Hirn. Die regelmäßige Energiezufuhr ist enorm wichtig. Ich erinnere mich, wie ich letzten Sommer gemeinsam mit Freunden in einem Ferienhaus in der Provence war. Der Plan lautete, erst auf den Markt zu gehen und dort leckere Croissants, Obst und Co. zu kaufen und dann gemeinsam draußen zu frühstücken. Ich war wieder mal die Extrawurst, die vorher schnabulieren und ihren Kaffee trinken musste, weil ich sonst nach eineinhalb Stunden auf dem Markt vermutlich die Quittung bekommen hätte. Gleiches gilt für das Mittag- und das Abendessen. Das kann schon mal zum Kunststück werden, wenn man teilweise bis nachts in einem Pressezentrum an einer Rennstrecke sitzt, weit und breit kein Imbiss in der Nähe ist und man während eines Rennwochenendes im Ausland nicht die Möglichkeit hat, sich im Supermarkt im Voraus mit allem Wichtigen einzudecken.

Zu meinen Standards gehört außerdem neben dem Kaffee in der Früh ein Tässchen am Nachmittag, um mein Mittagstief zu überwinden und in den Kreativitäts-Flow zu kommen. Ich bin kaum einem Journalisten begegnet, der keinen Kaffee trinkt. Dabei war ich bis vor fünf Jahren selbst noch abstinent. Wichtig dabei: Ich nehme wirklich jeden Tag dieselbe Menge zu mir. Wie am Beispiel Wochenend-Migräne beschrieben, kann Kaffeeentzug ein Migränetrigger, also ein Auslösefaktor, sein. Wichtig ist der gleichbleibende Rhythmus. Wenn ich zu Hause bin, ist das kein Problem. Ich liebe schließlich meine Siebträgermaschine. Unterwegs fällt es mit einem Latte Macchiato von der Autobahn-Raststätte etwas simpler aus.

Apropos Auto fahren. Beruflich muss ich oft stundenlange Touren auf der Autobahn hinter mich bringen. An sich nichts Schlimmes, ich fahre sogar sehr gern Auto. Meine Hirnwindungen offenbar nicht. Sind sie über zu lange Zeit zu konzentriert, scheinen sie den Notausschalter zu betätigen und mich mit Migräne flachzulegen. Ich hatte dir ja schon davon erzählt, dass ich bei diesem Thema vorsichtig bin und mir nicht noch zusätzlich Termine am selben Tag aufhalse. Ob es an den vielen Reizen durch die vorbeifliegende Landschaft liegt? Oder die Anspannung durch das lange Sitzen? Ich kann es mir nicht recht erklären. Jedenfalls trete ich deshalb lange Autofahrten mit Unbehagen an.

Selbst meine Sozialkompetenz auf Partys wurde schon infrage gestellt. Eben weil ich so einen regelmäßigen Schlaf-Wach-Rhythmus brauche, verabschiede ich mich oft um Mitternacht. Das kommt nicht überall gut an. Einst musste ich mir anhören, was ich für eine Spaßbremse sei, dass ich so früh gehe. Und noch dazu nicht mal Alkohol trinken würde. Glaub mir, ich habe keine Party dieses Gastgebers mehr besucht. Auf den Alkoholverzicht werde ich übrigens am meisten angesprochen. Während es mir überhaupt nichts ausmacht, scheinen sich andere Menschen darin irgendwie in ihrer Gemütlichkeit gestört zu fühlen. Ist mir mittlerweile völlig egal. Lieber stören sie sich daran, als dass mich meine Gemütlichkeit für drei Tage wegen Migräne verlässt.

All diese Beispiele schneiden das Thema Trigger an. In meinem Fall sind das ein unregelmäßiger Schlaf-Wach-Rhythmus, Koffeinentzug, ausgelassene Mahlzeiten, lange Autofahrten und noch einiges andere. Die individuellen Trigger sind so interessant, dass ich ihnen ein eigenes Kapitel im nächsten Teil dieses Buchs widme.

Hier sollte nur einmal beschrieben sein, was Menschen mit Migräne alles machen, was andere nicht verstehen. So verstehen Leute, die Menschen mit Migräne im Umfeld haben, warum sie manchmal so pingelig, unbequem und seltsam scheinen mögen. Sie sind nicht etwa verwöhnte Diven, sondern geben ihr Bestes, ihr Leben so zu regeln, dass sie möglichst viele Löffel zur Verfügung haben.

Was man Menschen mit Migräne nicht sagen sollte

Das gibt es doch nicht! Kann man wirklich so oft Migräne haben? Ist das normal? Und dann über mehrere Tage?
Ja, ist es. Migräne tritt bei vielen zwischen ein- bis dreimal im Monat auf; ist sie chronisch, kann es häufiger passieren. Eine typische Migräneattacke dauert von mehreren Stunden bis zu drei Tagen.

Ich würde an deiner Stelle mal zum Heilpraktiker, Zahnarzt, Physiotherapeuten ... gehen.
Glaub mir, auf die Idee ist man selbst im Zweifelsfall schon gekommen. Wirklich hilfreicher Tipp: der Neurologe – sollte man da noch nicht gewesen sein.

Das ist doch sicher psychosomatisch. Dein Körper hat wohl eine Erfahrung nicht verarbeitet.
Nein, weil Migräne eben nicht psychosomatisch ist. Es ist eine neurologische Erkrankung, die derzeit unheilbar ist.

Stell dich wegen dem bisschen Kopfschmerz halt nicht so an, oder nimm eine Tablette!
Klaro, wie lautet denn die Empfehlung? Ne Paracetamol? Wenn ein Medikament hilft, sind es eher Triptane, die speziell auf Migräne zugeschnitten sind. Davon haben die wenigsten gehört.

Vielleicht hast du zurzeit zu viel Stress und brauchst nur mal wieder so richtig Urlaub.
Mit einem Karibikurlaub und einem Cocktail in der Hand meine Migräne heilen? Hauptgewinn, oder? Leider ist es nicht so einfach. Zwar können Entspannungstechniken wie Muskelrelaxation nach Jacobson die Attackenfrequenz lindern, aber generell weniger Termine wahrzunehmen und jeder Art von Stress aus dem Weg zu gehen ist leider keine Geheimwaffe.

Wie wäre es mal mit einer Ernährungsumstellung? Lass doch mal den Zucker weg.
Es gibt Bücher, die propagieren, wer diese oder jene Diät befolge, hätte nie mehr Migräne. Tatsache ist: Eine Migränediät, die einen für immer davon befreit, gibt es nicht.

Was man Menschen mit Migräne sagen sollte

→

Es ist okay, falls du kurzfristig absagen musst. Gar kein Problem.
Bei diesem Satz fallen mir Steine von den Schultern. Denn besonders weil man weiß, dass es im Zweifelsfall passieren kann, macht man sich zusätzlich Druck. So ist man im Voraus entspannter und weiß, dass der Freund/die Freundin nicht böse auf einen ist.

→

Ich finde es toll, wie sehr du dich da reinhängst.
Alles Mögliche auszuprobieren, um weniger oft Migräne zu bekommen, kann ganz schön anstrengend sein. Da freut man sich, wenn einem mal jemand auf die Schulter klopft.

→

Es tut mir leid, dass du das immer durchmachen musst.
Mitgefühl ist manchmal Gold wert.

→

Wie kann ich dir helfen?

Nicht das vage Angebot machen: »Lass mich wissen, wenn ich dir helfen kann«, sondern direkt nachfragen. Wenn jemand für uns einkaufen geht, die Kinderbetreuung übernimmt, im Job für uns einspringt oder uns mit dem Auto nach Hause fährt, ist das, wie wenn Ostern und Weihnachten zusammenfallen.

→

Ich glaube dir! Ich kann es zwar nicht selbst nachempfinden, aber wieso solltest du etwas erfinden?

Halleluja! Danke. Ein so simpler Satz, der dabei hilft, sich nicht ständig wie ein Hypochonder vorzukommen.

→

Was man während einer Migräneattacke für jemanden tun kann:

- das Radio leiser drehen
- das Licht dimmen
- Düfte oder Parfüm weglassen bzw. nicht in die Nähe bringen
- eine Wärmflasche oder Eispacks vorbereiten (je nachdem, was hilft)
- uns zum Arzt oder in die Notaufnahme begleiten
- immer mal wieder nachfragen, was derjenige gerade braucht

MIGRÄNE-WEISHEIT NR. 4

Lass dich von anderen Menschen, die Migräne nicht verstehen, nicht irritieren. Erkläre ihnen zum Beispiel anhand der Löffeltheorie, wie einen ein Leben mit Migräne einschränken kann. Oder mach dir eine Kopie der Sätze, die man Menschen mit Migräne sagen bzw. nicht sagen sollte, und gib sie ruhig auch mal weiter.

Teil 2: Diese Migräne soll mal einer verstehen

Dance to your own rhythm.

It's not my fault.

I am strong.

ZACK! KEINEN BOCK MEHR! WIE UND WARUM DAS HIRN VON JETZT AUF GLEICH KÜNDIGT

Sie ist so mysteriös, rätselhaft und undurchschaubar wie das Universum. So, wie sich Wissenschaftler seit Ewigkeiten mit der Frage beschäftigen, ob das All nun irgendwo einen Anfang und ein Ende hat, so schwierig scheint es für Mediziner, zu erklären, wie Migräne entsteht. Zwar gibt es einige Theorien und Vermutungen, doch so richtig greifen lässt sich das Phänomen Migräne nicht. Ziemlich erstaunlich, wenn man bedenkt, dass wir heutzutage zu solch irrwitzigen Dingen in der Lage sind, wie zum Beispiel auf den Mond zu fliegen. Die Migräne, die wir am liebsten genau dorthin schießen würden, gibt aber noch immer viele Rätsel auf.

Das Montagshirn

Wenn in medizinischen Ratgebern mit Fachbegriffen um sich geworfen wird, steige ich meistens aus. Und ich gehe mal davon aus, dass das vielen Menschen so geht. Deshalb war ich begeistert davon, wie mir einmal ein Verhaltenstherapeut die Grundlagen der Migräne erklärt hat. Bevor man sie verstehen kann, muss man nämlich mit der Basis anfangen. Der Psychologe eröffnete mir in einer meiner Sitzungen eine ganz neue Sichtweise. Seither erkläre ich Menschen, die bisher nichts mit Migräne am Hut hatten, auf diese Weise, wie ein Migränehirn überhaupt beschaffen ist.

Denn damit fängt es bereits an. Ein Migränehirn unterscheidet sich von einem gesunden Hirn. Ich nenne es gern mal in Anlehnung an das fehlkonstruierte Auto, das man umgangssprachlich als Montagsauto bezeichnet, liebevoll mein Montagshirn. Warum? Weil es tatsächlich einige Abläufe hat, die nicht ganz rund laufen. Mein Verhaltenstherapeut nannte mir folgendes Beispiel: Wenn man einem Menschen mit einem gesunden Hirn eine Tafel mit einem Schachbrettmuster zeigt, dann reagiert es so: »Aha, ja, muss ich kurz rechnen, aber das ist ja wohl ein Schachbrettmuster.« Das Migränehirn macht genau dasselbe, wenn es zum ersten Mal dieses schwarz-weiße Schema zu sehen bekommt. Aber Achtung, jetzt wird es spannend: Sieht das gesunde Hirn kurze Zeit später wieder dieses Schachbrett, reagiert es quasi so: »Ach komm, das habe ich doch gerade schon gesehen. Das ist ein Schachbrettmuster. Ist doch klar.« Und was macht ein Migränehirn, wie ich es im Kopf habe? Es denkt sich: »Hmmmm, was ist das? Kommt mir zwar bekannt vor, aber ich muss das wohl noch mal neu berechnen.« Dann dauert es einen Moment, bis es zu der glorreichen Erkenntnis kommt: »Ah, das ist ja ein Schachbrettmuster! Da haben wir es!«

Will ich uns Migränegeplagte damit jetzt für doof verkaufen? Ganz und gar nicht. Dieses Beispiel zeigt, dass vor allem wiederkehrende Reize ein Problem für unser Oberstübchen sind. Und dass ein Migränehirn ständig auf Hochtouren läuft. Es rechnet und rechnet und rechnet. Wie ein Computer, der irgendwann einmal explodiert. Das lässt sich sogar im EEG, also der Gehirnstrommessung nachweisen. Manche Ärzte vergleichen es mit einem Formel-1-Auto, das ständig im Drehzahlbegrenzer fährt. Und hey, damit kenne ich mich als Formel-1-Reporterin schließlich aus.

Was ich an diesem Beispiel so interessant finde: Ich kann noch nicht mal beeinflussen, dass mein Hirn so reagiert. Natürlich ist es möglich, es durch zusätzliche Reize herauszufordern. Die grundlegende Eigenschaft, bei den einfachsten Eindrücken in unserer Umgebung ständig mit Hochgeschwindigkeit zu reagieren, kann ich aber nicht wirklich steuern. Nur etwas entgegenwirken, indem ich zum Beispiel Entspannungsverfahren lerne und auf einen regelmäßigen Tagesrhythmus achte (mehr dazu im Kapitel »Wie? Es gibt keine Zauberpille?« und unter »Wie man mit der nervigen Trutsche im Alltag lebt«).

Danke, liebe Family!

Aber wie brockt man sich überhaupt so ein Montagshirn ein? Na ja, einen großen Anteil dürften daran eben die Gene haben, für die man nun wirklich nichts kann. Sprich: Die erbliche Veranlagung ist schuld. Es wurden bisher 44 Genvarianten auf 38 Risikogenen entdeckt, die mit Migräne in Verbindung gebracht werden. Nicht selten bekommen Betroffene, die in ihrer Familie Nachforschungen anstellen, ob vorher jemand an Migräne erkrankt ist, ein Nein zu hören. Super, denkt man sich, bin ich also der Einzige hier, der sich damit rumschlagen darf. Wenn dann aber noch einmal im Detail darüber gesprochen wird, stellt sich oft heraus, dass es da die Großmutter gab, die immer wieder diese Kopfschmerzen und ab und zu diese Übelkeit hatte. Oder den Onkel, den ebenfalls hin und wieder diese Kopf- und Nackenschmerzen plagen. Tja, diese Kopfschmerzen gibt es in der Familie eben schon immer, lautet dann vielleicht das Motto. Dabei hat womöglich nie einer der Verwandtschaft die Diagnose Migräne von einem Arzt bekommen, geschweige einen Neurologen gesehen.

An der sensiblen Beschaffenheit unseres Gehirns, das wir eben genau so vererbt bekommen haben, können wir wenig ändern. Wirken aber noch zusätzliche Reize im Alltag auf dieses Gehirn ein, kann das ohnehin frickelige System leicht aus dem Tritt kommen. Ob das nun zu wenig Schlaf, zu laute Musik oder starke Temperaturschwankungen sind. Man muss sich das Ganze wie eine Regentonne vorstellen, bei der nach einer gewissen Zeit der letzte Tropfen das Fass zum Überlaufen bringt. Unser Migränehirn macht in diesem Moment eigentlich nichts anderes, als die Notbremse zu ziehen. Oder im ganzen Körper die Alarmglocken zu läuten, dass jetzt mal gut sei. Es zwingt uns durch die Migräne, einen Gang runterzuschalten und uns Ruhe zu gönnen. Man könnte es als Schutzreflex bezeichnen. So gesehen ein sehr ausgeklügeltes System – wenn es doch bloß nicht so unverschämt wehtun und nicht so lange anhalten würde.

Unter Experten spricht man bei dieser Theorie von Reizverarbeitungsstörung. Man reagiert sensibler auf das Glas Wein, das intensive Training im Fitnessstudio oder das ausgefallene Mittagessen. Kleinigkeiten, die für Gesunde völlig normal sind und die deshalb bei Menschen mit Migräne oft als Weh-

wehchen abgestempelt werden, auf die man doch bitte nicht so »mimimmmiiiiii«-mäßig reagieren soll. Der Vorteil: Wie ich schon in Kapitel »Im Klub mit Einstein ...« beim Thema Superkräfte geschrieben habe, scheinen Migränepatienten aufgrund ihrer Überempfindlichkeit Details viel genauer wahrnehmen zu können und anderen oft einen Schritt im Kopf voraus zu sein. Sie verarbeiten Reize schneller und reagieren flotter. Es gibt eben auch eine positive Seite dieses vermeintlichen Makels, man muss sie nur sehen. Natürlich: Das Hirn lässt sich nicht wirklich umtauschen. Ein Montagshirn bleibt leider ein Montagshirn. Aber man kann versuchen, es so zu trainieren, dass es wie ein buddhistischer Mönch durch nichts aus der Ruhe zu bringen ist – dazu kommen wir später noch.

Puh, was für ein Marathon: Die vier Phasen der Migräne

Migräne beginnt nicht plötzlich und ist dann wie auf frischer Tat ertappt wieder weg, sondern schleicht sich, wie ich bereits im ersten Kapitel beschrieben habe, wie eine Katze ganz tapsig auf leisen Pfoten an. Sie wird in vier Phasen unterteilt.

Vorbotenphase, oder: Oh, oh, was kommt da angerollt?

Diese Phase kann ein bis zwei Tage vor der eigentlichen Attacke beginnen. Will man sie sich bildlich vorstellen, ziehen hier sozusagen die dunklen Gewitterwolken am Himmel auf. Man nennt sie auch Prodrom. Klingt seltsam, oder? Die ein oder anderen Symptome kommen dir eventuell bekannt vor. Typisch sind Verstopfung oder Durchfall, vermehrtes Wasserlassen, Gähnen, Euphorie, Abgeschlagenheit, Depression, Müdigkeit, Heißhunger auf bestimmte Lebensmittel, Geruchsempfindlichkeit oder ein steifer Nacken. In meinem Fall bemerke ich nicht Tage vorher etwas. Einige dieser Phänomene spielen sich bei mir eher wenige Stunden zuvor ab. Dazu gehören Müdigkeit und übermäßiges Gähnen sowie der steife Nacken. In dieser Phase ist der Hypothalamus beteiligt, eine Hirnregion, die für die Steuerung von Schlaf-Wach-Rhythmus, Hormonen, Atmung, Appetit etc. verantwortlich ist. Ist der Hypothalamus genervt, kann das in diesem Fall Gähnen zur Folge haben, während die Kettenreaktion bis hin zur Migräne im Hintergrund abläuft.

Aura, oder: Ich sehe etwas, das du nicht siehst!

Die meisten Menschen haben Migräne ohne Aura, auch einfache Migräne genannt. Die sogenannte klassische Migräne bietet als Schmankerl obendrauf noch die Aura an, die fünf Minuten bis eine Stunde anhalten kann. Sie ist sozusagen ein elektrochemisches Event im Kortex unseres Gehirns. Klingt ein bisschen wie ein angesagtes Elektrofestival, oder? Ich hatte das Vergnügen bereits vor einigen Jahren, in letzter Zeit aber nur noch Attacken ohne Aura. Bei der Aura kann es zu folgenden Symptomen kommen: Man sieht Lichtblitze, Zacken oder verschiedene Muster, man hat Einschränkungen im Sichtfeld, Taubheitsgefühle in Armen, Beinen oder beispielsweise der Zunge, Kribbeln am Körper, Sprachstörungen. Eine sehr seltene Form der Aura ist das sogenannte Alice-im-Wunderland-Syndrom. Hier erlebt man eine Verzerrung des eigenen Körperbildes, der Arm kommt einem zum Beispiel viel größer oder kleiner vor, als er in Wirklichkeit ist. Dieses Symptom kann in jedem Alter vorkommen, wird aber wohl bei Kindern häufiger beobachtet. Auf die Migräne mit Aura gehe ich im nächsten Kapitel bei den verschiedenen Formen der Migräne noch einmal genauer ein.

Attacke, oder: Och nööö, echt jetzt?

Jetzt ist sie da. Und bleibt ungefähr zwischen vier bis 72 Stunden. Sie macht sich bemerkbar, indem der Schmerz meist auf einer Seite des Kopfes auftritt. Meist bahnt er sich milde seinen Weg vom Nacken über den Hinterkopf bis zur Stirn, ehe er pulsierend und pochend wird. Bei Bewegung wird er noch intensiver. Hinzu kommen Specialeffekte wie Licht-, Lärm- und Geruchsempfindlichkeit, manchmal eingeschränkte Sicht, Übelkeit und Erbrechen plus Durchfall. Je schlimmer der Schmerz, desto heftiger ist oft die Übelkeit.

Post-Trauma, oder: Boah, halleluja, endlich geschafft!

Der Moment, in dem der Schmerz im Kopf endlich weg ist: unbezahlbar! Doch wie nach einer Achterbahnfahrt, bei der man ordentlich durchgerüttelt wird, hat man noch wackelige Knie, selbst wenn man wieder festen Boden unter den Füßen hat. Manche fühlen sich danach wahnsinnig erschöpft, und die Stimmung ist ungefähr auf dem Level, wie wenn dir jemand eröffnen würde, dass du das gesamte Jahr keinen Urlaub mehr machen darfst. Andere, so wie ich, haben die Grübelgedanken eher während der Attacke selbst und fühlen sich danach so erlöst, dass sie gar nicht wissen, wohin mit ihrer ganzen Energie. Es kann auch ein paar Tage dauern, bis man sich wieder ausgeglichen und leistungsfähig fühlt.

Und warum zickt mein Hirn jetzt so?

Was sich während einer Migräneattacke exakt im Kopf abspielt, ist, wie bereits erwähnt, selbst Ärzten noch ein Rätsel. Es gibt jedoch einige Erklärungsansätze, die teilweise ineinandergreifen und teilweise nebeneinanderstehen. Vorneweg: Migräne entsteht nicht irgendwo im Körper, sondern im Gehirn.

Ich kann es nicht mehr hören, wenn uns jemand weismachen will, das Grundproblem liege im Nacken oder im Kiefer. Der Clou: Da, wo der Schmerz auftritt, muss nicht die Ursache sein. Wenn ich einen Herzinfarkt bekomme, dann beginnt das oft mit Schmerzen im Arm. Der ist in diesem Fall aber im Gegensatz zu meiner Pumpe völlig in Ordnung. Natürlich kann mir eine Nackenmassage Linderung verschaffen, aber langfristig sollte man sich darauf konzentrieren, wo der Schmerz seinen Ursprung hat. Und das ist eben im Gehirn. Man nennt es primäre Kopfschmerzen, die im Schmerzsystem selbst entstehen und nicht das Symptom einer anderen Erkrankung sind.

Früher ging die Medizin noch davon aus, die Migräne nehme ihren Lauf, weil sich Blutgefäße zusammenziehen und sich dann schnell wieder weiten. Diese Annahme geht auf den englischen

Arzt Thomas Willis zurück. Weil das Gehirn selbst gar keinen Schmerz empfinden kann, schlussfolgerte er, dass es mit den Adern zu tun haben muss, die ihrerseits viele Schmerzsensoren aufweisen. Heute hat man davon Abstand genommen, die Durchblutungsstörung als Ursache der Migräne heranzuziehen, auch wenn die Blutgefäße natürlich eine Rolle spielen.

Vielmehr vermutet man nach den neuesten Erkenntnissen, dass die Migräne ihren Ursprung in einer Hyperaktivität von Nervenzellen hat. Diese wiederum löst eine Entzündung aus. Der Fachbegriff dafür lautet »neurogene Entzündung«. Die Nervenzellen sind mit dem Trigeminusnerv, also dem Gesichtsnerv, verbunden, der bis in kleinste Blutgefäße der Schutzhülle des Gehirns, der Hirnhaut, verästelt ist. Die hyperaktiven Nervenzellen bewirken, dass der Kollege Trigeminus Schmerzsignale an das Gehirn schickt und übermäßig viele Botenstoffe ausgeschüttet werden. Dazu zählt unter anderem »calcitonin gene related peptide« (CGRP), was der ein oder andere vielleicht schon mal in Verbindung mit der neuen vorbeugenden Immuntherapie (siehe Kapitel »Captain Future«) gehört hat. Diese Botenstoffe sind dafür verantwortlich, dass die Gefäße entzündet anschwellen und nicht mehr richtig funktionieren. Daneben werden die Gefäßwände sozusagen undicht und lassen Substanzen durch, die Entzündungen hervorrufen können. Bei einem Teil der Patienten treten vor der Kopfschmerzphase auch Aurasymptome auf.

Aber wie entstehen die eigentlich? Hier fällt oft der Begriff »Cortical Spreading Depression«. Das bedeutet übersetzt so viel wie »sich ausbreitende Dämpfung oder Unterdrückung«.

Man kann sich darunter eine Art elektrische Welle vorstellen, die sich auf unserer Großhirnrinde ausbreitet. Sie entlädt bzw. erschöpft bestimmte Nervenzellen, insbesondere im Sehzentrum, und macht sie vorübergehend funktionsunfähig. Der Physiker und Migräneforscher Markus Dahlem bezeichnet sie als »Tsunami im Kopf«. Die Welle legt alles lahm, was ihr in den Weg kommt. Sie wandert dabei im Hirn herum, weshalb auch die Symptome wie das Flimmerskotom oft als wandernd empfunden werden. Das langsame Einsetzen und das Wandern der Symptome gelten als wichtigste Abgrenzungsmerkmale zum Schlaganfall. Darüber hinaus bleibt durch eine Aura kein Schaden am Hirngewebe bestehen.

Nach der Aura beginnt der starke Kopfschmerz. Übrigens funktionieren die Triptane, die meist zur Behandlung von Migräne eingesetzt werden, indem sie der Entzündung der Hirnhautgefäße entgegenwirken.

Was passiert im restlichen Körper?

Wie wir aus Erfahrung wissen, kommt die Migräne selten allein. Sie hat zu ihrer Party meist ihre Kumpels namens Übelkeit, Erbrechen, Durchfall und Co. eingeladen. Böse Schurken sind das. Ganz schön frech, oder? Da fragt man sich natürlich, wo der Zusammenhang in unserem Körper besteht, dass diese Symptome gemeinsam auftreten. Ich dachte immer, die Übelkeit komme aus der Magengegend. So fühlt es sich zumindest an. Als ob da etwas von unten heranrollt und sich beim kleinsten Kontrollverlust seinen Weg nach oben bahnen könnte. Ich habe mich des Öfteren während einer Migräneattacke gefragt, ob die Kollegen in meinem Magen eine Runde Flipper spielen? Päääääng, schleudern wir mal einen Schwall hoch. Ach, nee, hat nicht geklappt. Neuer Versuch, yihaaaa, und wieder ne Ladung.

Meine Vorstellung mag zwar witzig klingen, so ganz plausibel scheint sie aber nicht zu sein. Denn das Brechzentrum sitzt tatsächlich, na wo wohl? Im Gehirn. Da haben wir es wieder. Zum ersten Mal habe ich davon gehört, als ich meiner Hausärztin erklärt habe, dass ich mich immer etwas schwummrig und durcheinander fühle, ja geradezu verwirrt, wenn ich während einer Migräneattacke Medikamente gegen Übelkeit nehme. Das muss natürlich nicht unbedingt eine Nebenwirkung sein, sondern ist womöglich von der Migräne selbst initiiert. Jedenfalls erklärte mir meine Ärztin, dass das schon möglich sein könnte, eben weil diese Wirkstoffe im Hirn ihre Arbeit verrichten und das Brechzentrum in unserem Oberstübchen sitzt. Um genau zu sein, in einem Teil unseres Stammhirns. Eine mögliche Erklärung ist, dass bei der Entzündungsreaktion im Hirn auch das Brechzentrum in Aufruhr gebracht wird.

Daran ist der Hypothalamus beteiligt, von dem ich dir beim Thema Vorbotenphase erzählt habe. Diese Region im Gehirn managt im Hirn Abläufe wie Schlaf-Wach-Rhythmus, Nahrungsaufnahme, Körpertemperatur, Hormone, Atmung, Schmerzkontrolle etc. Als ich das gelesen habe, wunderte ich mich doch sehr. Schließlich sind darunter einige Dinge, die in Zusammenhang mit Migräne stehen. Ist der Schlaf-Wach-

Rhythmus gestört, lässt man eine Mahlzeit aus oder verändert sich der Hormonspiegel wie bei der Menstruation, sind das mögliche Trigger. Daneben regelt der Hypothalamus, den ich mir übrigens wegen seines Namens wie ein kleines Nilpferd am Schreibtisch vorstelle, Übelkeit, Gähnen und Herzklopfen. Kommt dir bekannt vor? Ich kenne das Gähnen als Vorbote meiner Migräne nur zu gut. Ein Beweis dafür, dass der Hypothalamus in diesem Moment aus dem Tritt gekommen ist.

Das Bauchhirn

Abgesehen von all dem ist es höchst spannend, dass die Wissenschaft mittlerweile davon ausgeht, dass es eine Verbindung zwischen Hirn und Darm gibt. Über den sogenannten Vagusnerv, der sich vom Hirn über Ohr, Rachen und Herz schließlich bis zum Bauch schlängelt, sind beide Systeme miteinander verbunden. Er wird gern als Entspannungsnerv bezeichnet. Man spricht auch von der sogenannten Darm-Hirn-Achse. Heißt: Unser Hirn im Kopf und unser Nervensystem im Darm, man nennt es oft sogar wegen der Komplexität »Darmhirn«, sind permanent am Telefonieren. Es ist sozusagen ständig besetzt. Dabei können sowohl Informationen vom Hirn an das Darmhirn abgegeben werden als auch andersherum. Je nachdem, wer eben gerade etwas Spannenderes zu erzählen hat. Meist ist der Bauch die Quasselstrippe, rund 90 Prozent vom Klatsch und Tratsch kommen von ihm. Beeindruckend ist, dass das Darmhirn komplett unabhängig vom Kopfhirn arbeiten kann.

Der Beweis ist eine Untersuchung, bei der Forscher den Vagusnerv von Ratten durchtrennt haben und feststellten, dass ihre Verdauung noch einwandfrei funktionierte. Kein anderes Organsystem ist so unabhängig vom zentralen Nervensystem.

Ebenfalls interessant: Das enterische Nervensystem, wie das Darmhirn in der Fachsprache genannt wird, produziert etwa 90 Prozent des Serotonins im Körper. Im Hirn sorgt es für gute Laune, im Darm steuert es das Immunsystem und regelt beispielsweise die Verdauung. Das Serotonin aus dem Darm gelangt wohl nicht direkt ins Hirn, aber hat vielleicht durch den Austausch über die Darm-Hirn-Achse einen Einfluss. Was das für die Migräne letztlich zu bedeuten hat, ist fraglich, aber interessant finde ich es allemal, da Serotonin ja bei Erna eine Rolle zu spielen scheint.

MIGRÄNE-WEISHEIT NR. 5

Ein Migränehirn ist anders beschaffen als das eines Gesunden. Dafür sind offenbar die Risikogene verantwortlich, die Forscher bei Menschen mit Migräne gefunden haben. Man geht bei Migräne zudem von einer Reizverarbeitungsstörung aus. Insgesamt lässt sich der Ablauf einer Attacke in vier Phasen aufteilen.

Nothing lasts forever.

Things can change.

And now I'll do what is best for me.

GANZ SCHÖN VIELSEITIG, DIE ERNA! VERSCHIEDENE MIGRÄNEFORMEN

Okay, Migräne ist eine echte Kackbratze. Das haben wir bis hierhin alle verstanden. Und sind uns einig, oder? Erna hat zudem das Talent, in ziemlich viele Rollen schlüpfen zu können. Wenn ich an Migräne mit Aura denke, stelle ich mir Erna ganz abgefahren vor einem bunt bemalten VW-Bus mit Blumenband auf dem Kopf und Dreadlocks vor. Warum? Mir scheint die Aura so bewusstseinsverändernd zu sein, dass es wunderbar dazu passt. Bei der vestibulären Migräne trägt meine Erna ein wallendes Kleid mit einem Kringelmuster, von dem einem ganz schwindlig wird. Das ist schließlich das typische Merkmal bei dieser Form. Bei der hemiplegischen Migräne habe ich Erna dagegen im schlabbrigen Schlafanzug und mit gesenktem Kopf im Sinn. Denn sie kennzeichnet sich speziell durch die ausgeprägte Lähmung aus, die bei einem Anfall hinzukommt.

Okay, vielleicht ist meine Fantasie etwas mit mir durchgegangen. Tatsächlich kann man sich die verschiedenen Migränearten so aber doch irgendwie besser einprägen, oder? Wobei, es reicht ja, wenn man die eine kennt, mit der man es ständig zu tun hat. Hat sie sich dir bisher nicht richtig vorgestellt, hilft dir diese Charakterisierung der unterschiedlichen Typen, sie besser zu verstehen und mit deinem Arzt die weitere Behandlung zu planen.

Apropos individuelle Migräneformen: Wenn ich hin und wieder auf andere Menschen mit Migräne treffe, bemerke ich, wie man sich gern gegenseitig in eine Schublade steckt. Das muss sich nicht mal auf die einzelnen Typen beziehen, sondern vielmehr darauf, ob es wirklich Migräne ist, wie oft man sie hat etc. Ich gebe zu, auch ich werde skeptisch, wenn mir Leute erzählen, dass sie regelmäßig Migräne hatten und nun die eine Lösung gefunden haben und seitdem keine Attacke mehr aufgetreten ist. Zum Beispiel wenn mir jemand erzählt, es habe an Karotten und Paprika gelegen. In diesem Moment bin ich oft versucht, die Schublade aufzumachen und mir zu denken: Wenn es so einfach war, hatte der- oder diejenige vorher sicher keine richtig diagnostizierte Migräne. Oder wenn jemand nur zweimal im Jahr flachliegt, kann das ja eigentlich keine echte Migräne sein. Aber: Warum eigentlich nicht? Wer sagt denn, wie oft man Attacken haben muss und wie man sie in den Griff kriegen darf und wie nicht?

Deshalb finde ich, wir müssten uns gegenseitig mehr Toleranz schenken. Denn wie ich eben schon geschrieben habe, ist eines klar wie Kloßbrühe: Erna kann in ziemlich viele Rollen schlüpfen. Wir sind nun mal alle sehr individuell, tatsächlich Unikate. Also kann jeder seine eigene Erna haben. Die folgenden Beschreibungen der Migränetypen sollen dir als Anhaltspunkt dienen.

Migräne ohne Aura (einfache Migräne)

Ich muss ja bei der Bezeichnung »einfache Migräne« schmunzeln. Mir kommt daran gar nix easy vor. Aber gut, im Vergleich zu dem Spuk bei Migräne mit Aura ist es die Variante ohne wohl schon. Man geht davon aus, dass die einfache Migräne die häufigste Form ist. Ich zähle mich selbst zu den Menschen, die sie ihr Eigen nennen darf. Sie hält vier bis 72 Stunden an und beinhaltet die typischen Symptome wie mäßige bis starke Kopfschmerzen und Übelkeit. Der Kopfschmerz ist zu Beginn meistens einseitig und pochend. Das muss jedoch nicht dauerhaft der Fall sein, er kann auch in einen anhaltenden Dauerschmerz übergehen. Dazu kommen Schläfrigkeit und Abgeschlagenheit. Oft beginnt der Schmerz im Nacken und arbeitet sich in die Stirn und bis zum Auge vor. Manche berichten davon, dass sie meist auf derselben Seite Migräne haben, bei anderen wechselt es beliebig zwischen links und rechts. Selbst während eines Anfalls kann die Migräne von einer auf die andere Seite »hüpfen«.

Migräne mit Aura (klassische Migräne)

Flimmern, Lichtblitze oder ein Taubheitsgefühl in verschiedenen Körperteilen – das kommt dir bekannt vor? Das wäre die Variante »Bitte einmal mit allem«. Rund 15 bis 20 Prozent der Migränepatienten sind davon betroffen. Die Aura, sozusagen die Aufführung aus dem Gruselkabinett, dauert zwischen fünf Minuten und maximal einer Stunde. Typisch ist, dass sie sich langsam aufbaut. Neben den Sehstörungen, wo es dir vorkommen mag, als habe jemand den Fernseher falsch eingestellt, kann es genauso zu Einschränkungen des Sichtfelds kommen. Viele berichten vom Tunnelblick.

Während diese Symptome von außen nicht direkt wahrzunehmen sind, verhält sich das mit Sprachstörungen anders. Jeder bemerkt, dass hier etwas schiefläuft. Was für viele ein Albtraum ist, wurde für die amerikanische Moderatorin Serene Branson real. Vor einem Millionenpublikum berichtete die junge blonde Frau im Jahr 2011 live für den Sender CBS von den Grammy Awards. Mitten im Beitrag redete sie plötzlich nur noch wirres Zeug. Bei uns zu Hause sagt man »Kauderwelsch« dazu. Während viele davon ausgingen, Branson hätte einen Schlaganfall erlitten, klärte sich im Nachhinein auf, dass es sich um die Aura einer Migräne handelte. So schlimm das Erlebnis für Branson war, es hatte zumindest den positiven Effekt, dass mehr Menschen, die sonst nie von Migräne gehört hätten, auf die Krankheit und ihre manchmal seltsamen Auswirkungen aufmerksam wurden. Wer bei YouTube Serene Branson eingibt, wird schnell fündig und kann sich das Video selbst anschauen.

Die Verwechslung mit einem Schlaganfall passiert häufig, wenn man eine Aura erlebt, aber der starke Kopfschmerz und die restlichen Migränesymptome danach ausbleiben. So erging es meinem Vater oft. Das betrifft allerdings nur 4 Prozent aller Migränepatienten und 38 Prozent derer, die Migräne mit Aura haben. In jedem Fall sollte man hier trotzdem ärztlich abklären lassen, ob es Hinweise auf einen Schlaganfall gibt. Im Zweifelsfall gehe ich lieber einmal zu oft zum Arzt als einmal zu wenig. Wie die Aura entsteht, habe ich dir im vorherigen Kapitel erläutert.

Migräne mit Hirnstammaura

Hierbei wird die Aura im Bereich des Hirnstamms ausgelöst. Das bewirkt Symptome, die sehr spezifisch sind. Zum Beispiel

Doppeltsehen. Das Vergnügen hatte ich wie bereits beschrieben einmal an der Rennstrecke bei der Arbeit, als ich an meinem Handy den Code für die Tastensperre eingeben wollte, aber die Zahlenfelder nicht treffen konnte, weil ich immer auf das Symbol daneben hämmerte, das gar nicht da war. Ob das nun eine Migräne mit Hirnstammaura war oder nicht, wer weiß? Das anschließende MRT, das mein Neurologe zur Sicherheit anordnete, blieb jedenfalls glücklicherweise ohne Auffälligkeiten. Neben dem Doppeltsehen können Bewusstseinsstörungen, Taubheitsgefühl und Lähmung aller vier Gliedmaßen, Tinnitus, Hörminderung, Schwindel und Sprachstörungen auftreten. Früher lautete die Bezeichnung auch Basiliaris-Migräne.

Abdominelle Migräne

Von dieser Spezies haben die wenigstens etwas gehört. Sie tritt oft als Phantom auf. Warum? Weil sie zu den Migräneformen gehört, aber selten als solche erkannt wird. Typisch: Bauchschmerzen, Frösteln, Blässe, Übelkeit und Erbrechen. Meistens sind Kinder davon betroffen. Wenn die über Bauchweh klagen, denken die meisten Eltern nicht unbedingt an Migräne. Wieso auch? Es liegt zumindest nicht direkt auf der Hand. Oft erkennen Menschen mit Migräne als Erwachsene erst rückblickend, dass sie schon als Kinder mit Erna zu tun hatten. Nur hat sie sich da eben anders und in Form von Bauchweh gezeigt.

Eine Studie von Wissenschaftlern des Children's Hospital of the King's Daughters in Norfolk im US-Bundesstaat Virginia mit 458 Kindern zeigte, wie selten die Störung von Kinderärzten erkannt wird: Rund 4 bis 15 Prozent der Kinder mit wiederkehrenden Bauchschmerzen hatten eine abdominelle Migräne, doch diese Diagnose wurde bei keinem der Kinder richtig gestellt.

Eine abdominelle Attacke dauert ein bis 72 Stunden, zwischen den einzelnen Anfällen ist man beschwerdefrei. Die abdominelle Migräne ist für mich übrigens ein interessanter Hinweis darauf, wie eng unser Hirn und der Bauch wirklich verknüpft zu sein scheinen. Ich selbst habe als Erwachsene manchmal noch ein Grummeln im Bauch, fühle mich an manchen Tagen abgeschlagen und mir ist übel – der Kopfschmerz fehlt aber. Sprich: Das Bauchweh kann ein spezielles Symptom sein, dass sich bei Menschen mit Migräne eben öfter mal zwischendurch zeigt.

Vestibuläre Migräne

Schon mal zu lange Karussell gefahren? Ungefähr so muss sich vestibuläre Migräne anfühlen. Denn zu den üblichen Symptomen, mit denen man sich herumärgert, kommt Schwindel dazu. Das äußert sich in Form von Dreh- oder Schwankschwindel oder Gangunsicherheit. Es kann mit oder ohne Kopfschmerz einhergehen. Ich selbst kenne die Schwindelattacken nicht in Zusammenhang mit Migräne, hatte aber Phasen, in denen ich mit extremem Schwindel zu tun hatte. Damals hüpfte mein Kleiderschrank ständig auf und ab, wenn ich ihn vom Bett aus beobachtete. Warum mein Kleiderschrank so hyperaktiv ist, konnte mir damals kein Hals-Nasen-Ohren-Arzt erklären, bei dem ich mich wegen des Schwindels habe untersuchen lassen. Vielleicht doch eine Verbindung zur Migräne?

Hemiplegische Migräne

Die schlabbrige Schlafanzug-Migräne, du erinnerst dich? Sie ist beispielsweise durch halbseitige Lähmungserscheinungen während der Auraphase gekennzeichnet, die sich aber wieder zurückbilden. Tritt dieser fiese Zauber in einer Familie bei Verwandten ersten oder zweiten Grades gehäuft auf, spricht man von einer familiären hemiplegischen Migräne. Bei dieser Variante wurden sogar spezifische Gene identifiziert, die eine Veränderung aufweisen. Das hat in der Wissenschaft einen entscheidenden Teil dazu beigetragen, dass man Migräne als erblich einordnen konnte.

Chronische Migräne

Hier gibt es wieder mal ein bisschen Grund zur Verwirrung. Mit meinen durchschnittlich zwei bis vier Migränetagen im Monat (manchmal mehr), fragen mich oft Freunde, wie es sich denn mit so einer chronischen Krankheit lebt. Dabei habe ich laut Definition keine chronische Migräne. Während man mit meinem Rhythmus eine episodische Migräne hat, sind Menschen mit chronischem Typ an mehr als 15 Tagen im Monat ausgeknockt. Zur Diagnosestellung gehört, dass man seit mehr als drei Monaten diese Häufigkeit beobachtet. Charakteristisch ist, dass die Kopfschmerzen an mehr als acht Tagen der Migräne zuzuordnen sind, die anderen können von Spannungskopfschmerz bestimmt sein. Die Diagnose ist deshalb nicht immer leicht, weil es oft zu Missverständnissen kommt. Viele haben an so vielen Tagen im Monat Kopfschmerzen, weil ein Medikamentenübergebrauch vorliegt. Der kann auftreten, wenn an mehr als ungefähr zehn Tagen im Monat Schmerzmedikamente eingenommen werden. Als Abgrenzung zwischen chronischer Migräne und den Symptomen eines Medikamentenübergebrauchs (MÜK) beobachten Ärzte, wie sich die Migräne nach einer Medikamentenpause entwickelt. Kehrt sie in das episodische Muster zurück, ist ein MÜK wahrscheinlich, bleibt sie so hartnäckig, erhärtet sich der Verdacht auf chronische Migräne. Man geht davon aus, dass 1 bis 2 Prozent der Weltbevölkerung davon betroffen sind.

Hormonelle Migräne

Streng genommen ist die hormonelle Migräne nicht als eigener Typ klassifiziert. Da sie aber so viele Frauen betrifft, möchte ich trotzdem darauf eingehen. Oft kennt man sie unter dem Ausdruck menstruelle Migräne, denn sie tritt typischerweise während der Monatsblutung auf. Warum? Hier sind unsere Hormone Östrogen und Progesteron die fiesen Gremlins, deren Menge sich in diesem Zeitraum verändert und uns deshalb Trouble macht. Übrigens beeinflusst das Östrogenlevel auch den Serotoninspiegel. Das könnte wiederum eine Erklärung sein, weshalb es ausgerechnet dann zu einer Attacke kommt, wenn sich das Östrogen verändert und somit das Serotonin, das laut einiger Thesen direkt an der Entstehung von Migräne beteiligt sein soll. Erna kann von zwei Tagen vor der Periode bis zu drei Tage nach dem Einsetzen der Menstruation zu Besuch kommen. Hat sie sich zwei- bis dreimal in diesem Fenster selbst eingeladen, spricht man von einer menstruellen Migräne.

Das Gemeine: Die Attacken dauern oft länger als herkömmliche, auftretende Übelkeit und Erbrechen sind stärker ausgeprägt, sie sind eher mit Wiederkehrkopfschmerzen verbunden und Prophylaxemaßnahmen oft weniger wirksam. Erna hat also offenbar nix Besseres vor, als bei uns rumzuhängen.

Ich war früher ziemlich verwirrt, weil ich zwar immer während meiner Tage Migräne hatte, aber auch ab und zu unabhängig davon. Also keine hormonelle Variante? Doch, denn sie kann gemischt auftreten – also während der Periode und unabhängig davon. Dann nennt man sie menstruationsassoziierte Migräne. Viele sehen die Pille als Auslöser für ihre Migräneattacken und stellen wirklich eine Besserung fest, wenn sie sie absetzen. Bei mir blieb die Frequenz leider trotzdem dieselbe – ob mit oder ohne Hormone. Es kann sogar einen Versuch wert sein, das Hormonlevel mit einer speziellen Gestagenpille stabil zu halten. Sie wird durchgehend eingenommen und lässt so die Hormonspiegel nicht ständig schwanken. Eine kombinierte Pille, die auch Östrogen enthält, gilt bei Migräne mit

Aura als kontraindiziert, da sich das Schlaganfallrisiko erhöht. Auf das Thema Hormone gehe ich gleich bei den Triggern und im dritten Teil »Bäääääm, jetzt geht's der Migräne an den Kragen!« noch einmal ein.

MIGRÄNE-WEISHEIT NR. 6

Migräne ist nicht gleich Migräne. Es gibt verschiedene Typen. Deshalb sollten wir nicht vorschnell über andere urteilen, sondern untereinander Toleranz zeigen. Am häufigsten verbreitet ist die einfache Migräne, also die Migräne ohne Aura.

Let shit go.

Keep calm.

Take time to relax.

DONNERWETTER! IMMER DIESE TRIGGER

Tri... was? Als Trigger bezeichnet man die Auslöser der Migräne. Achtung: Sie sind nicht die Ursache! Das ist die grundsätzlich andere Funktionsweise unseres Gehirns. Man könnte sagen, Trigger sind die Dinge, die Erna ziemlich knorke findet und die sie anlocken. Wobei man ihr da einen Hang zur Exzentrik unterstellen kann. Wer mag schon verqualmte Räume, ein widerlich nach Blumen duftendes Parfüm oder Hungern? Die meisten Menschen würden wahrscheinlich sagen: Hmm, ist mir zu stickig hier in der Kneipe, ich schnappe mal draußen frische Luft. Oder sie ekeln sich nur vor einem Parfüm, das billig riecht. Das Mittagessen ist ausgefallen? Na ja, isst man eben um 15 Uhr noch schnell ein Sandwich an der Tanke.

Viele Menschen mit Migräne können jedoch mit Erna rechnen, wenn sie auf einer Party waren und anschließend die Haare nach Rauch stinken. Den Duft inhaliert man die ganze Nacht, und schließlich wacht man mit Schädel auf. Kenne ich bestens. Trick: Die Klamotten in einen anderen Raum legen und vor dem Schlafengehen die Haare waschen. Am besten mit einem Shampoo, das man gut riechen kann.

Für mich früher das Grauen schlechthin: Als Teenie mit meinen Freundinnen durch Drogeriemärkte zu ziehen. Da waren die Parfümabteilungen mein persönliches Mordor, das Zentrum des Bösen. Mir wurde bei dem bunten Potpourri an Gerüchen sofort übel, und ganz langsam steigerte sich der Kopfschmerz. Weiterer Trigger: Fällt ein Mittagessen bei mir aus, merke ich spätestens nach einer Stunde, die ich über meine gewöhnliche Zeit bin, wie mir schwindlig wird. Und in meinem Job als Journalistin fällt tatsächlich mal das ein oder andere Frühstück oder Mittagessen wegen wichtiger Termine und Recherchen aus. Wenn ich Pech habe, kriecht Erna wenige Stunden später meinen Nacken hoch und meldet sich an.

Die verschiedenen Auslöser einer Migräne sind bei jedem Menschen sehr individuell. Und es sind wahrscheinlich so viele, wie es Whiskysorten gibt. Der Effekt ist ähnlich: Zu viel davon macht einen dicken Kopf. Wie ich bereits geschrieben habe, sind sie nicht die Ursache der Migräneattacke. Die Trigger sind vielmehr so etwas wie ein Anstoßen des ganzen Prozesses. Heißt: Unser Hirn befindet sich womöglich sowieso in einem Durchhänger, und kommt in dieser Phase ein Auslöser oder gar mehrere hinzu, verselbstständigt sich das Ganze.

Meist sind es mehrere Faktoren, selten ein isolierter. Hier kann man sich eine Badewanne vorstellen, die voll Wasser ist. Kommt ein letzter oder mehrere Tropfen hinzu, läuft sie über. Mist aber auch. Und wer macht jetzt die ganze Sauerei im Badezimmer wieder weg?

Interessant finde ich, dass ein Trigger nicht sofort eine Reaktion nach sich ziehen muss. Weiß ich beispielsweise, dass mir sechs Stunden Schlaf nicht guttun, und ich bekomme gerade einfach nicht mehr, muss das nicht bedeuten, dass der nächste Tag im Eimer ist. Nein, es ist womöglich der übernächste. Man geht davon aus, dass Auslösefaktoren einer Migräne bis zu 48 Stunden nachwirken können. Erna ist halt bockig, und wenn man denkt, sie verhält sich trotz eines Triggers ruhig, kommt sie eben etwas zeitversetzt. Nicht lustig.

Was noch auf meiner Trigger-Bullshit-Liste steht? Vielleicht hast du schon einen Eindruck bekommen, weil du im ersten Teil des Buchs gelesen hast, wie ich mich manchmal verbiege, um meine persönlichen Auslöser zu vermeiden. Ich möchte sie der Vollständigkeit halber noch mal aufzählen: Zu viel oder zu wenig Schlaf, unregelmäßiger Kaffeekonsum, ausgelassene Mahlzeiten, lange Autofahrten, positiver oder negativer Stress, starke Sonneneinstrahlung auf das Gesicht, Alkohol, Tragen schwerer Koffer, intensive Gerüche, ein zu stark beheizter ungelüfteter Raum, zu wenig getrunken. Puuuh, klingt anstrengend, oder? Zumal sich diese Sachen nicht immer vermeiden lassen.

Das Trigger-Bullshit-Bingo deluxe

Du fragst dich jetzt, was wohl deine Trigger sein könnten? Und vor allem, wie man sie im Zweifelsfall vermeiden kann? Dann findest du hier eine Liste mit Faktoren, die vielen Menschen mit Migräne zu schaffen machen. Und einige Anregungen dazu, wie man gegensteuern kann. Die mögen zwar hier und da recht simpel klingen, doch für mich waren es während meiner Verhaltenstherapie echte Augenöffner, auf die ich allein wahrscheinlich nie gekommen wäre. Und selbst wenn ich die Idee gehabt hätte, hätte ich mich womöglich nicht getraut, den eventuell etwas umständlicheren Weg zu gehen – und damit meine Selbstfürsorge zur Priorität Nummer 1 zu machen.

Wenn du einige deiner Auslöser wiedererkannt hast, mach dir doch einen Spaß daraus, und spiele das Trigger-Bullshit-Bingo, das du am Ende dieses Kapitels findest. Ich mag mir von meiner Migräne nicht alles versauen lassen. Und so kann ich mir an einem guten Tag einen Jux daraus machen, ein bisschen Bingo zu spielen.

Schlaf-Wach-Rhythmus (zu viel oder zu wenig Schlaf)

In dieser Kategorie komme ich auf 100 Punkte. Mit Bonus. Mein Hirn reagiert wahnsinnig sensibel auf klitzekleine Schlafveränderungen. Manchmal reicht es aus, eine halbe Stunde später ins Bett zu gehen oder eine halbe Stunde länger zu schlafen, um das Chaos perfekt zu machen. Mein persönlicher Feind: Jobs wie die Berichterstattung von Ereignissen wie dem 24-Stunden-Rennen von Le Mans. Dabei wird tatsächlich 24 Stunden ohne Pause ein Rennen gefahren. Und natürlich sollte man als Reporterin so viel wie möglich davon mitbekommen. Gönne ich mir allerdings nur drei Stunden Schlaf zwischendurch, habe ich die Garantie für Migräne – oft, wenn ich sie am wenigsten gebrauchen kann: nämlich am Abend nach dem Rennen, wenn ich meine Artikel schreiben und Interviews mit den Siegern führen muss.

Es gibt auch gewöhnliche Abende, an denen die Arbeit mal wieder länger dauert oder ich beispielsweise auf eine Party eingeladen bin. Wenn ich früher gehen will, höre ich oft: »Du kannst doch morgen ausschlafen. Dann hast du gar kein Problem mit deinem Schlaf-Wach-Rhythmus und kommst trotzdem auf deine acht Stunden. Musst halt den Wecker stellen.« Und genau da ist der Haken. Es geht bei einem regelmäßigen Schlafrhythmus eher darum, möglichst zur selben Uhrzeit ins Bett zu gehen und zur selben Uhrzeit aufzustehen. Warum? Weil unser Hirn die Gewohnheit liebt, das Alltägliche, das Langweilige. Deshalb funktioniert es meist nicht, wenn man denkt, man würde sich am Wochenende etwas Gutes tun, indem man länger schläft und sich dadurch von der stressigen Woche erholt. Abgesehen davon verschläft man möglicherweise so seine gewöhnliche Frühstückszeit, und das hat einen ähnlichen Effekt, wie wenn man eine Mahlzeit ganz auslässt. Zudem reinigt sich das Gehirn im Schlaf: Es versucht, wieder in Ordnung zu bringen, was tagsüber durcheinanderkam.

Wie kann ich diesen Auslöser vermeiden?

Den Wecker stellen. Aufstehen, ohne hundertmal die Snooze-Funktion zu drücken. Konsequent sein, wenn es darum geht, am Abend nicht ewig auf dem Smartphone rumzudaddeln oder fernzusehen. Im Schlafzimmer sind elektronische Geräte sowieso tabu, denn sie mindern die Qualität unseres Schlafs. Mir hat es als Freiberuflerin, die weitestgehend selbst entscheiden kann, wann sie aufstehen will, geholfen, mir eine Uhrzeit zu definieren, die auch funktioniert, wenn ich unterwegs bin. Für mich ist als Zubettgehzeit 23.30 Uhr praktikabel, zum Aufstehen 7.30 Uhr. Natürlich könnte ich eine Stunde später ins Bett gehen und eine Stunde später aufstehen. Aber da ich unterwegs bei Jobs oft um 7 Uhr raus muss, ist die Zeitspanne dazwischen nicht ganz so groß, wie wenn ich es gewohnt wäre, um 8.30 Uhr aus den Federn zu kriechen. Natürlich kann sich nicht jeder so individuell entscheiden wie ich. Gibt es ein Zeitfenster, das zu deinen Aktivitäten und Pflichten passt? Der Vorteil der Regelmäßigkeit: Man verschläft nicht das ganze Wochenende, sondern hat etwas vom Tag und legt vielleicht eher am Nachmittag eine Ruhepause ein.

Mit einem Nachmittagsnickerchen das Schlafdefizit nachzuholen, hat sich bei Menschen mit Migräne aber nicht als hilfreich erwiesen. So kommt der eigentliche Rhythmus nämlich wieder durcheinander. Förderlich für einen guten Schlaf ist übrigens eine recht kühle Temperatur im Zimmer und beispielsweise eine Meditation, bevor du ins Bett gehst, da sie das Nervensystem beruhigt. Daneben lohnt es sich, das Thema Zähneknirschen oder Schlafapnoe mal näher zu betrachten. Schließlich kann das Knirschen oder die Atemaussetzer in der Nacht die Schlafqualität erheblich beeinflussen. Mir bringt eine spezielle Anti-Knirsch-Schiene vom Zahnarzt etwas Entspannung für meine Gesichts- und Nackenmuskeln.

Alkohol

Ja ja, das liebe Glas Rotwein. Sozusagen der Schwerverbrecher nach Ansicht vieler Migränegeplagten. Abgesehen davon, dass mir Rotwein nicht schmeckt, muss beim Alkohol wohl das Motto gelten: Probieren geht über Studieren. Hört sich doch feuchtfröhlich an, oder? Ich habe über die Jahre herausgefunden, dass Bier ein absolutes No-Go ist, Weißwein mir aber hin und wieder und je nach Sorte gut bekommt. Gin Tonic ist in Maßen eine Option für mich.

Wie kann ich diesen Auslöser vermeiden?
In geselliger Runde sage ich im Zweifelsfall Nein zu Alkohol. Die schrägen Blicke und Kommentare sind mir zwar sicher, aber da stehe ich mittlerweile drüber. Ich antworte gern: »Wir spielen ein kleines Spiel. Du hast die Wahl. Ist es dir lieber, dass ich jetzt ein Gläschen mit dir trinke um der Gemütlichkeit willen und dafür zwei Tage mit Schmerzen in meinem Bett verbringe, oder ist es dir lieber, dass ich nix trinke und mich dafür in den nächsten zwei Tagen wohl in meiner Haut fühle?« Sei gespannt auf die Reaktion. Bei Geschäftsessen gibt es einen kleinen Trick: Mein Verhaltenstherapeut hat mir erzählt, dass ja die Option besteht, einfach immer den Hauswein in einem Restaurant zu bestellen, den aber stehen zu lassen und dafür aber einen Wein dabei zu haben, den man gut verträgt und sich selbst einschenkt. Kann man machen ...

Gerüche

Ich erinnere mich noch daran, wie ich mir mit ungefähr acht Jahren mal den Schabernack mit einer Freundin ausgedacht habe, uns mit 4711 Kölnisch Wasser einzuschmieren. Irgendwie lag da so eine Probepackung rum, und uns kam nichts Besseres in den Sinn, als uns damit vollzukleistern. Warum? Keine Ahnung. Mir war danach furchtbar übel, und ich musste mich ziemlich oft übergeben. Erst als ich mich nun mit dem Buch beschäftigt habe, kam der Geistesblitz: War ich womöglich schon damals sehr geruchsempfindlich? War das sogar schon eine Art Migräneanfall?

Bis heute reagiere ich empfindlich, wenn jemand mit einem intensiven Deo an mir vorbeiläuft oder etwas einen ganz eigenen Geruch hat – wie zum Beispiel Wild. Oder eben wie schon beschrieben verqualmte Räume. Da wechsle ich sofort das Hotelzimmer, wenn ich nur einen Hauch von Zigarettenqualm darin erschnuppere.

Daneben reicht mir sogar der spezielle Geruch von Holzkohlegrills. Wenn im Sommer an der Isar in München alle gemütlich am Abend in den Rauchschwaden beim BBQ mit dem Bier anstoßen, habe ich meist die Flucht ergriffen. Letztens habe ich geräuchertes Kasslerfleisch geschnitten und mich hinterher gewundert, warum mir plötzlich so schlecht wird, da ich Kassler eigentlich mag. Bis ich bemerkte, dass meine Hände ganz extrem den Geruch des Geräucherten angenommen hatten ... Was man nicht riechen kann, dürfte bei jedem sehr unterschiedlich sein. Jedenfalls ist es keine Einbildung, sondern ein Fakt, der in Zusammenhang mit Migräne steht. Und tatsächlich riechen wir oft viel besser als Menschen ohne Erna.

Wie kann ich diesen Auslöser vermeiden?

Auf der Hand liegt natürlich, Parfümabteilungen zu meiden und sich schnell von Orten zu verkrümeln, die zu sehr mit irgendetwas eingenebelt sind. Sitzt im Zug zum Beispiel jemand neben dir, der ein starkes Parfüm aufgelegt hat, suche dir einen anderen Platz. Dir mag diese Aktion unhöflich vorkommen. Aber man kann ja schlecht darum bitten, das Parfüm abzulegen. Ich habe von dem Tipp gehört, immer Pfefferminzöl in der Tasche zu haben. Kannst du dem störenden Geruch nicht entkommen, tupfst du dir davon ein bisschen ins Gesicht und überlagerst so den anderen Geruch. Kenne ich die Menschen etwas besser, bitte ich sie darum, kein Parfüm zu benutzen, wenn wir uns treffen.

Auslassen von Mahlzeiten

Wer wie ich sehr in seine Arbeit vertieft ist, wenn er mal angefangen hat, kann das Essen vergessen. Oder verschiebt es ständig auf später. Oder es ist nix im Kühlschrank, und man ist zu faul, sich aus dem Haus zu bewegen. Oder man nimmt höflich Rücksicht auf andere, die erst später essen, und stellt die eigenen Bedürfnisse hinten an. Fehler! Regelmäßiges Essen und damit ein konstanter Blutzuckerspiegel sind wichtig. Wer allerdings oft schnell verfügbare Kohlenhydrate wie in Cola, Weißbrot, Pasta und Co. zu sich nimmt, bringt den Blutzuckerspiegel durcheinander.

Wie kann ich diesen Auslöser vermeiden?

Stelle dir einen Wecker, der an die gewöhnlichen Essenszeiten erinnert. Und hab unterwegs für den Notfall eine Kleinigkeit dabei. Ich habe mittlerweile eine kleine Auswahl an Snacks, die ich auf Reisen gut transportieren kann und die nicht schlecht werden. Zum Beispiel Knäckebrot. Oder Brezel-Cracker. Oder ich schmiere mir vor einer langen Autofahrt ein paar Butterbrote, weil ich keine Lust auf das Tankstellensortiment habe. Und ich verabrede mich nicht mehr erst um 11 Uhr zum Frühstück und wenn doch, esse ich vorher zu Hause eine Kleinigkeit.

Sportliche Überanstrengung

Immer nach dem Sport Migräne? Dabei soll der vorbeugend wirken? Das irritiert viele. Die richtige Dosis ist entscheidend. Wer zu schnell startet, sich beim Training überschätzt und anschließend total erschöpft ist, kann damit die Wahrscheinlichkeit für eine Migräneattacke erhöhen. Ich muss beispielsweise im Fitnessstudio ganz vorsichtig mit den Geräten sein, mit denen sich die Schultermuskulatur trainieren lässt.

Wie kann ich diesen Auslöser vermeiden?

Es muss nicht alles perfekt sein, und du musst nicht zum neuen Rekordhalter im 100-Meter-Lauf werden. Es geht darum, sich in seinem Körper wohlzufühlen und auf ihn zu hören. Also den Ehrgeiz beiseitepacken und netter zu sich sein.

Grelles oder flackerndes Licht

Schon mal mit Migräne auf einer Behandlungsliege beim Physio gelegen und in die Neonröhren über dir an der Decke geschaut? Grandios, kann ich nur sagen. Grelles oder flackerndes Licht muss nicht ausschließlich während der Attacke stören, es kann sie auch begünstigen. Mein Papa kommt zum Beispiel beim Autofahren überhaupt nicht mit dem Lichtwechsel klar, wenn die Sonne zwischen den Bäumen durchscheint und Licht und Schatten immer wieder wechseln. Anderen machen die Lichter in der Nacht auf der Autobahn zu schaffen. Ich hatte schon einen Migräneanfall, weil ich eine Weile bei meiner Tante im Wohnzimmer am Tisch saß, wo eine Glühbirne leicht flackerte.

Wie kann ich diesen Auslöser vermeiden?
Den Computer in Sachen Helligkeit etwas runterregeln, das Handy ebenfalls. Eine Sonnenbrille bzw. individuell getönte Gläser können Wunder wirken. Oder eben versuchen, nicht hinzuschauen, wenn es sich vermeiden lässt.

Höhenmeter

Beinahe hätte ich diesen Trigger-Kollegen vergessen. Bis ich mich wieder an meinen unliebsamen Ausflug nach St. Moritz erinnert habe. Dort war ich zu einem Pressetermin für ein Fahrevent im Schnee eingeladen. Die Nacht davor war für mich allerdings sehr kurz. Denn kaum war ich in St. Moritz angekommen, überfiel mich eine heftige Migräne inklusive Übergeben. Leider bei einem Curling-Spiel, das zum Programm des Events gehörte. War mir das peinlich! Man kümmerte sich aber rührend um mich. Erst als ich wieder zu Hause war, erklärte mir mein Verhaltenstherapeut, dass viele Menschen mit Migräne ein Problem in den Bergen haben – weil sich die Luft da oben anders gestaltet, der Luftdruck ist niedriger.

Wie kann ich diesen Auslöser vermeiden?

Tja, wenn man die Berge mag – so wie ich – eher schwierig. Bei kurzen Wanderungen hatte ich noch nie Probleme. Längere Skiurlaube können womöglich mühsam sein. Am besten für sich selbst testen.

Wetterumschwung

Es ist wohl einer der am meisten umstrittenen Trigger. Die einen sagen, sie können wie ein Orakel anhand ihres Gemüts die nächste Föhnwelle voraussagen, die anderen messen dem Wetter gar keine Bedeutung bei. Ist jemand mit Migräne, der bewusst nah an den Alpen wohnt, der risikosuchende Draufgänger? Nein, denn Untersuchungen zeigen, dass die Verteilung über ganz Deutschland ähnlich zu sein scheint. Es gibt also keine gehäuften Migränefälle nur wegen des Föhns. Trotzdem verspüren viele bei einem Wechsel von Schönwetter zu Regentagen oder andersherum mehr Migräne und schwören darauf, dass es an der Variable Wetter und Luftdruck und allem, was dazu gehört, liegt.

Wie kann ich diesen Auslöser vermeiden?
Hier ist guter Rat wirklich teuer. Gegen das Wetter kann man schließlich wenig ausrichten ... Eine medikamentöse oder nicht medikamentöse Prophylaxe kann möglicherweise die Vorliebe von Erna für den Wetterwechsel ausbremsen.

Tragen schwerer Dinge

Tja, die geborenen Umzugshelfer sind wir eher nicht. Das Schleppen von schweren Kisten kann sich fies rächen. Nicht im Rücken, wie bei vielen anderen, sondern im Hirn. Gleiches gilt für Koffer. Wie oft stand ich schon fluchend am Bahnhof oder in Hotels und fand weit und breit keinen Aufzug, sodass ich meinen schweren Koffer die Treppen hoch- oder runterwuchten musste. Zefix, es war eine Einladung auf dem Silbertablett an Erna.

Wie kann ich diesen Auslöser vermeiden?
In dieser Angelegenheit glänzte einmal mehr mein Verhaltenstherapeut mit einer so brillanten wie simplen Lösung: »Wieso bestellen Sie sich nicht einfach ein Taxi, statt einen schweren Koffer oder Rucksack durch die Gegend zu schleppen?«, fragte er. Hmmm, auf die Idee war ich nie selbst gekommen. Erschien mir zu dekadent. Mache ich seither aber immer öfter. Genauso

wie ich in der Öffentlichkeit meinen Mut zusammennehme und irgendjemanden anspreche, ob er mir helfen könne, den Koffer die Stufen hochzutragen. Bisher hat nie jemand abgelehnt.

Stress

Ich, Stress? Ach, i wooooooo! Dachte ich zumindest lange. Stress war für mich das Synonym zu Hektik. War ich also nicht in Eile, hatte ich folglich keinen. Logisch, oder? Gut, ich musste lernen, dass Stress so viel mehr als Hektik bedeutet. Zum Beispiel wenn man es als Hobby für sich reklamiert, Gedankenschleifen zu drehen. Oder immerzu bemüht ist, dass sich ja alle wohlfühlen und bloß alles harmonisch bleibt. Stress kann sich auch in positiven Dingen zeigen. Wenn man sich etwa auf das Date mit dem Liebsten freut. Oder über die bestandene Prüfung, auf die man so lange hingearbeitet hat. Das Stresslevel ist bei jedem Menschen individuell – was den einen aus der Ruhe bringt, ist dem anderen völlig schnuppe. Interessant: Oft zeigt sich Erna nicht in der stressigen Situation selbst, sondern in der Entspannungsphase. Deshalb ist sie am Wochenende oder am ersten Urlaubstag typisch.

Wie kann ich diesen Auslöser vermeiden?

Indem man sich in einen buddhistischen Mönch verwandelt. Nein, Spaß beiseite. Es geht tatsächlich darum, zu lernen, gelassener zu werden. Stress an sich kann man ja nicht aus dem Weg gehen, aber wir dürfen entscheiden, wie wir darauf reagieren. Mehr Anregungen gibt es bei den nichtmedikamentösen Prophylaxemethoden und im letzten Teil dieses Buchs.

Hormone und Antibabypille

Sie werden heutzutage oft kritisch hinterfragt. Immer mehr Frauen lehnen es ab, Hormone zu nehmen, und damit ihren Körper zu beeinflussen. Im Fall der Migränethematik ist die Pille ein zweischneidiges Schwert. Zum einen sollten Migränepatientinnen, die eine Aura haben, nach Ansicht vieler Experten keine Pille mit Östrogen nehmen. Auch bei Gestagenpillen raten manche Ärzte zur Vorsicht, weil laut einer WHO-Empfehlung auch diese das Schlaganfallrisiko erhöhen können. Manche setzen die Pille einfach so ab, ob nun mit oder ohne Aura, und stellen fest, dass sie viel weniger bis kaum mehr Migräne haben. Sie kann also ein Trigger sein. In meinem Fall hat das leider keinen Effekt gehabt, ich habe alles ausprobiert. Stattdessen riet mir mein Neurologe zu einem ganz anderen Kniff: Nämlich auf die Gestagenpille umzusteigen, die darauf ausgelegt ist, sie kontinuierlich ohne Pause zu nehmen. Das hält den Hormonspiegel konstant auf einem Niveau und vermeidet Schwankungen.

Wie kann ich diesen Auslöser vermeiden?
Die Pille weglassen und anders verhüten. Wenn man nach einer gewissen Zeit merkt, dass es eher schlimmer wird, kann man bei menstrueller Migräne darüber nachdenken, die Ges-

tagenpille durchgehend zu nehmen. Hier reagiert jeder individuell. Befrage dazu deinen Arzt!

Koffeinentzug

Erna ist am Wochenende am agilsten. Das kann mehrere Gründe haben. Zum einen spielt sicher der Schlafrhythmus eine Rolle, zum anderen kann es an veränderten Kaffeegewohnheiten liegen. Trinkt man unter der Woche bei der Arbeit täglich vier Tassen, um nicht mit dem Kopf frontal auf die Tischplatte zu krachen, reduziert am Wochenende aber auf nur eine Tasse am Tag, ist das möglicherweise ein Grund.

Wie kann ich diesen Auslöser vermeiden?

Darauf achten, den Kaffeekonsum einigermaßen stabil zu halten – die ganze Woche über. Und generell nicht außerordentlich viel Kaffee zu trinken. Ich habe mich beispielsweise bei zwei Tassen Cappuccino am Tag eingependelt. Bis vor ein paar Jahren habe ich gar keinen Kaffee getrunken. An meiner Migräne hat sich nix verändert.

Nahrungsmittel

Eine Bekannte erzählte mir, in ihrer Familie sei Migräne weit verbreitet. Aber seit ihr Onkel keine Karotten mehr esse, habe er das Problem gelöst. Ich schaute sie verdutzt an. So richtig glauben kann ich das nicht – es klingt zu schön, um wahr zu sein. Das Thema Nahrungsmittel ist unter Migränebetroffenen zum Politikum geworden. Da gibt es die Fraktion, die darauf schwört, Kohlenhydrate seien böse. Deren Lösung: Eine ketogene Ernährung, die weitestgehend auf Kohlenhydrate verzichtet. Die andere Seite, wie zum Beispiel die renommierte Schmerzklinik Kiel, weist darauf hin, man solle regelmäßig Kohlenhydrate zu sich nehmen. Beide Ansätze passen nicht zusammen, die Experten sind sich teilweise nicht einig. Was alle betonen: Wichtig sind regelmäßige Mahlzeiten. Daneben stehen Käse, Schokolade und Zitrusfrüchte oft auf dem Index. Oder Glutamat und Histamin. Nach neuesten Erkenntnissen wird aber darauf hingewiesen, dass vor einer Migräneattacke die Gelüste auf Käse, Schokolade und Zitrusfrüchte steigen können und daher irrtümlich für Trigger gehalten werden.

Wie kann ich diesen Auslöser vermeiden?

Nix mehr essen? Natürlich nicht. Jeder muss wohl für sich selbst rausfinden, was ihm bekommt und was nicht. Ich kann für mich keine Nahrungsmittel als Trigger auflisten. Vielmehr ist es für mich wichtig, regelmäßig zu essen, da sonst der Blutzuckerspiegel abfällt und das eine Stressreaktion des Körpers bewirkt.

Erkältung

Sobald meine Nase verstopft ist, tröte ich wie ein Elefant durch die Gegend. Offenbar findet mein Hirn das nicht so toll. Denn meist kommt mit der Erkältung meine Freundin Erna sozusagen als Bonus mit dazu. Leider nicht als normaler Spannungskopfschmerz, wie ihn jeder bei der Erkältung kennt, sondern eben als Migräne. Typisch ist Migräne im Zusammenhang mit einer Sinusitis, also einer Nasennebenhöhlenentzündung.

Wie kann ich diesen Auslöser vermeiden?
Leider gar nicht. Wer kann schon beeinflussen, ob er eine Erkältung bekommt oder nicht? Wobei ich persönlich bei den kleinsten Anzeichen gern mal vorbeuge – da hat sicher jeder seine eigenen Geheimrezepte.

Autofahren

Es mag ein ganz individueller Auslöser von mir sein, und doch lese ich ab und zu von Menschen mit Migräne, die das Autofahren ebenfalls in Verdacht haben. Kurze Fahrten sind kein Problem, aber bei meinen Touren zu Terminen, wie beispielsweise Motorsport-Events auf Strecken, die über ganz Deutschland verteilt sind, sitze ich schon mal sechs Stunden am Stück im Auto. Und schwuppdiwupp, einen Tag später lässt Erna grüßen. Ich rätsle noch, ob es an der verkrampften Haltung am Steuer liegt, ob es zu viel Konzentration von meinem Hirn erfordert oder wo genau das Problem liegt, mit dem meine Mutter schon zu kämpfen hatte. Ein Arzt wagte mal einen Erklärungsversuch, der gar nicht so unplausibel war: Das Migränehirn könnte durch die vielen Reize während der

Fahrt, wie vorbeifliegende Bäume, andere Autos etc. genervt sein. Schließlich ist es besonders sensibel auf sich wiederholende und wiederkehrende Reize. Manche vermuten, dass es womöglich gar nicht am Autofahren selbst, sondern am Ortswechsel liegen könnte. Dann ist der Luftdruck etwas höher oder niedriger, oder es gibt sonst eine Umstellung, mit der Erna nicht klarkommt.

Wie kann ich diesen Auslöser vermeiden?
In meinem Fall steige ich, wenn es möglich ist, auf den Zug um. Das vertrage ich besser, wobei es Menschen gibt, die wiederum Zugfahren als Trigger sehen. Jedoch komme ich so nicht immer zu meinem Ziel. Dann bleibt mir nichts anderes übrig, als mich auf die Autobahn zu wagen. Ich versuche, einige Pausen zu machen, etwas zu trinken mitzunehmen – auch wenn ich alle 100 Kilometer auf Toilette muss – und genügend Essen an Bord zu haben.

Temperaturunterschiede

Schon mal nach der Sauna heftige Migräne bekommen? Kann passieren. Auf Wärmeunterschiede reagiert unser empfindliches Migränehirn sensibel. Mir reicht ein schlecht gelüfteter und stark geheizter Raum, um Erna explodieren zu lassen. Ebenfalls hoch im Kurs: Sonneneinstrahlung von einer Seite, wodurch sich eine Gesichtshälfte aufheizt – zum Beispiel im Zug am Fensterplatz.

Wie kann ich diesen Auslöser vermeiden?
Auf eine moderate Raumtemperatur achten, regelmäßig lüften und wenn nötig Mitmenschen darum bitten, die Temperatur im Raum etwas zu senken – beispielsweise im Büro. Die Sauna meiden, falls es einer deiner persönlichen Trigger sein sollte. Im Zug gilt: Woanders hinsetzen. Ich selbst habe es schon fertiggebracht, sitzen zu bleiben, weil ich meine Sitznachbarn in dem kleinen Abteil nicht aufschrecken wollte. Fraglich, wenn so viel Höflichkeit den anderen nutzt, aber dir selbst nix, weil du als Quittung Migräne bekommst.

Der Trigger-Disclaimer

Mit allen Auslösern durch? Natürlich gibt es mehr, ich habe hier mal die am weitesten verbreiteten aufgezählt. Und? Besteht dein Tagesablauf jetzt darin, dich in der Wohnung bei exakt auf das Grad geregelter Temperatur aufzuhalten, regelmäßig Wasser und Brot zu essen und eine Meditation nach der anderen zu machen? Klingt ziemlich unaufgeregt und nach wenig Spaß im Leben, oder? Eben.

Und deshalb kommt hier so etwas wie ein Disclaimer zum Thema Trigger. Natürlich sollte man sich an den allgemeinen Ratschlag halten, sein Leben nach einem gewissen Rhythmus zu gestalten und starke Schwankungen zu meiden. Jedoch braucht niemand zu übertreiben. Denn das kann wiederum in Stress ausarten und dann ein Selbstläufer werden. Abgesehen davon, spielen sogenannte self fulfilling prophecys, also sich selbst erfüllende Prophezeiungen, eine große Rolle. Zum einen lassen sich nur bei einem kleinen Teil der Patienten Trigger direkt zu einer Attacke zuordnen, zum anderen spielt uns oft unsere Erwartungshaltung einen Streich. Heißt: Mir ist bekannt, dass es Migräne auslösen kann, wenn ich nicht wie üblich meine zwei Tassen Kaffee am Tag schlürfe. Am Abend fällt mir dann ein, dass ich die zweite Tasse völlig vergessen habe, weil ich den ganzen Tag wandern war und in den Bergen kein Café mit Siebträgermaschine für Feinschmecker wie mich verfügbar war. Mich überkommt die blanke Panik. Oh Mann, habe ich mir jetzt deshalb Migräne eingebrockt? ... Experten gehen davon aus, dass die fehlende zweite Tasse viel weniger ins Gewicht fällt als meine Erwartungshaltung, dass ich nun deshalb einen Migräneanfall provoziert habe. Also: Locker machen und versuchen, Fünfe gerade sein zu lassen.

Wer sich dennoch nie mit seinen potenziellen Triggern beschäftigt hat und ihnen mal auf die Spur kommen will, der kann Apps wie M-Sense oder MigraineBuddy testen. Sie funktionieren wie ein Kopfschmerztagebuch, zusätzlich trägt man täglich Werte wie Schlafqualität und Stresslevel ein, um beim nächsten Besuch von Erna vielleicht einen Zusammenhang erkennen zu können.

Trigger-Bullshit-Bingo

Kreuze für dich deine persönlichen Trigger an. Wenn du eine Reihe diagonal, waagrecht oder senkrecht komplett hast, ist das ein Bingo!

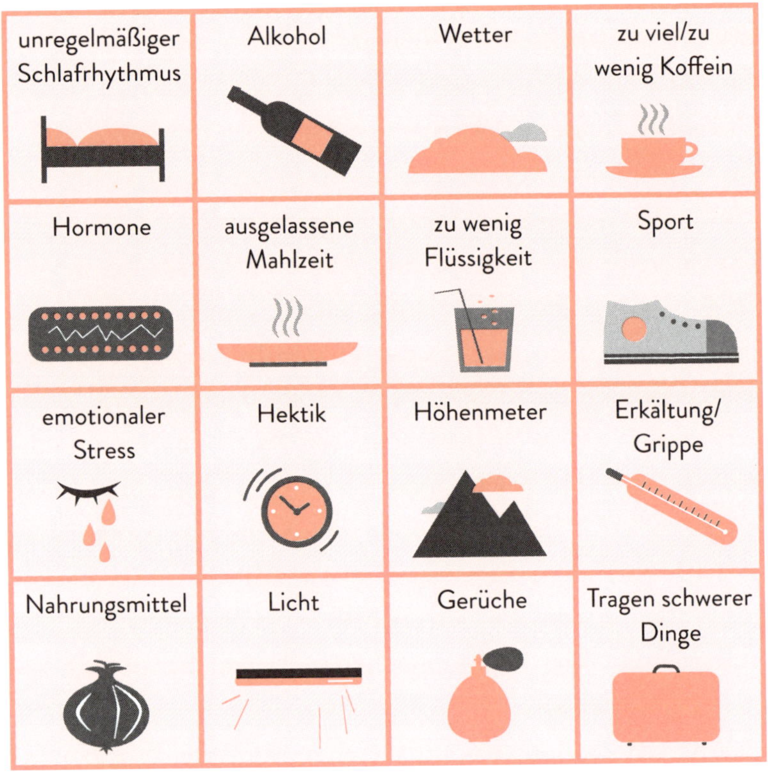
unregelmäßiger Schlafrhythmus
Alkohol
Wetter
zu viel/zu wenig Koffein
Hormone
ausgelassene Mahlzeit
zu wenig Flüssigkeit
Sport
emotionaler Stress
Hektik
Höhenmeter
Erkältung/ Grippe
Nahrungsmittel
Licht
Gerüche
Tragen schwerer Dinge

MIGRÄNE-WEISHEIT NR. 7

Trigger, also Auslöser der Migräne, sind nicht die Ursache von Migräne. Sie bringen den Prozess in Gang, wenn sie sich häufen. Es ist sinnvoll, zu beobachten, welche Trigger bei dir Migräne fördern. Mach dich aber nicht verrückt! Wichtig ist eine gewisse Regelmäßigkeit in deinem Leben.

IM GESPRÄCH MIT PROF. DR. MED. HARTMUT GÖBEL VON DER SCHMERZKLINIK KIEL

Welche Rolle spielen Trigger bei Migräne?
Das Wort Trigger bedeutet Auslöser. Es ist wie bei einem Gewehr. Wenn man den Auslöser drückt, geht der Schuss los. Ein kleines Ereignis löst einen komplexen Ablauf aus. Die Kugel »wartet« in der Pistole, aber erst wenn der Auslöser dazukommt, wird die Bewegungsenergie freigesetzt. Das Wort leitet sich aus der früheren Vorstellung ab, dass etwas ursächlich die Migräne auslöst. So ist es aber nicht. Kausal ist ein Trigger nicht, sondern er löst nur aus, wie das Wort ja schon sagt. Trigger wirken zu manchen Zeiten und zu anderen nicht. Ich kann heute Stress haben, nächste Woche auch, aber nur übernächste Woche löst Stress eine Migräneattacke aus. Es kommt also nicht primär auf den Trigger an, sondern auf die Bereitschaft und die Situation, dass ein Trigger überhaupt wirken kann. Trigger sind für sich genommen nicht entscheidend für das Auslösen einer Migräneattacke.

Neigt man dazu, das Thema überzubewerten?
Viele Patienten haben Panik vor bestimmten Auslösern. Wir kennen Betroffene, die können gar nicht mehr in ein Restaurant gehen, weil sie Angst vor irgendwelchen Nahrungsbestandteilen haben. Über Jahrzehnte hat man gedacht, Käse, Kaffee, Zitrusfrüchte oder Schokolade begünstigen Migräneattacken – doch das ist nicht so. Im Gegenteil: Der Heiß-

hunger auf bestimmte Speisen ist bereits ein Symptom der Migräne. So wenig wie Hunger nach Rollmops und Himbeereis die Ursache der Schwangerschaft ist, sondern ein Symptom der besonderen Situation, so wenig ist der Hunger nach Schokolade die Ursache der Migräne, sondern ebenfalls ein Symptom. Leider ist das noch wenig bekannt, und alte Mythen halten sich weiter. Viele Menschen glauben immer noch daran, diese früheren Erklärungsversuche sind jedoch längst überholt.

Wieso reagiert man überhaupt empfindlich auf bestimmte Auslöser?

Bestimmte Risikogene in unseren Erbanlagen sind verantwortlich für eine hohe Migränebereitschaft. In der größten Migränestudie überhaupt mit über 375.000 Probanden, die an den weltweit führenden Zentren für Migräne durchgeführt worden ist, hat man 38 Risikogene und 44 Genvarianten entdeckt. Diese sind für zwei wesentliche Steuerungsmechanismen in unserem Körper verantwortlich: Einerseits betreffen diese das Herzkreislaufsystem. Das führt auch dazu, dass das Risiko an Bluthochdruck, Herzinfarkt oder Schlaganfall zu erkranken, bei Migränepatienten fast doppelt so hoch ist wie bei Nicht-Betroffenen. Das zweite große Thema andererseits sind psychische und sensorische Mechanismen, für die unser Nervensystem verantwortlich ist, also Wahrnehmung, Denken, Kognition und Gefühle. Migränepatienten nehmen schneller wahr und reagieren schneller auf Reize. Sie nehmen wiederkehrende Reize kontinuierlich auf und können diese nur schwer ausblenden. Alles, was zu schnell, zu plötzlich oder dauernd kommt, kann Migräneattacken auslösen. Das ist das Gemeinsame an vielen Auslösern. Das Nervensystem, das aufgrund der besonderen Erbanlagen ohnehin schon sehr schnell arbeitet, kommt an seine Obergrenze, und es entsteht ein Energiedefizit in den Nervenzellen. Jetzt versucht das Gehirn noch, über einen Schutzmechanismus durch Heißhunger nach Hochkalorischem das Energiedefizit auszugleichen. Deswegen berichten viele, dass im Vorfeld der Migräne ein ungebremster Heißhunger entsteht. Man isst dann zum Beispiel Schokolade oder ein Käsebrot. Und denkt am nächsten Tag: Aha, ich habe das oder jenes gegessen, und dies hat das Ganze ausgelöst. Dabei ist der Heißhunger ein Schutzmechanismus. Man sollte dem Heißhunger nach Kohlenhydraten nachgeben und das Nervensystem regelmäßig im Gleichtakt auftanken.

MIGRÄNEPATIENTEN NEHMEN SCHNELLER WAHR UND REAGIEREN SCHNELLER AUF REIZE.

Das Gehirn braucht im Wesentlichen drei Dinge: Kohlenhydrate, Wasser und Sauerstoff. Wenn eine dieser Ressourcen nicht ausreichend vorhanden ist oder zu stark verbraucht wird, zum Beispiel bei Stress, Überaktivität, wenn man Mahlzeiten auslässt, zu wenig trinkt oder sich in schlecht gelüfteten Räumen aufhält, kommt es zu einem Defizit mit der Folge, dass Migräneattacken durch eine mangelnde Energieversorgung der Nervenzellen entstehen können.

Wie ist es zu erklären, dass mich manchmal etwas aus der Bahn wirft und manchmal nicht?

Entscheidend ist nicht der einzelne Faktor, sondern die Summe der Dinge in den vergangenen Tagen. Es kommt also nicht darauf an, was heute passiert ist, sondern in welcher Verfassung mein Körper allgemein ist. Wenn ich fünf Tage Stress gehabt habe, dann ist nicht der erste Tag das Problem, an dem der Stress am schlimmsten war, sondern der fünfte oder sechste Tag mit Stress, weil das Nervensystem dann erschöpft ist. Der häufigste Migränetag ist übrigens der Samstag gefolgt vom Sonntag. Den Grund kann man direkt aus diesem Wissen ableiten.

Wenn sich Trigger summieren, ist das also nicht gut. Man sollte sie nicht überbewerten, aber doch ein bisschen darauf achten, oder? Von welchen Auslösern berichten Migränepatienten am meisten?

Gemeinsamer Nenner all dieser Faktoren ist die Änderung. Was sich zu schnell, zu impulsiv, zu plötzlich ändert, beansprucht das Nervensystem. Wir haben eine Checkliste zu Auslösefaktoren für Migräne entwickelt. Stress steht ganz oben. Stress wird jedoch sehr individuell erlebt. Die Überaktivierung des Nervensystems, also wenn beispielsweise etwas beunruhigt, ist ein typischer Auslöser und eine Bedingung für ein Energiedefizit im Nervensystem. Das zweite auf der Hitliste ist die Angst. Viele Patienten leiden mehr unter der Angst vor dem nächsten Anfall als unter den Schmerzen selbst. Sie nehmen mehr Dinge als bedrohlich wahr – zum Beispiel eben die Angst vor der nächsten Migräneattacke und dass sie dann nicht zur Arbeit gehen können, nicht für die Kinder oder den Partner da sein können, Medikamente nehmen müssen. Die permanente Angst führt dazu, dass der Körper ständig in einer Alarm- und Fluchtbereitschaft ist. Das erzeugt wiederum Stress und Angst. Daraus ergibt sich die Chance, durch bestimmte psychologische und verhaltensmedizinische Techniken diese Bedingungen zu verändern. Man kann sich über alles ärgern, aber man ist nicht dazu verpflichtet. Weitere wichtige Auslöser sind negative oder positive Emotionen wie Sorgen, Traurigkeit oder Rührung.

Wie sieht es mit körperlichen Auslösern aus?
Dazu gehört beispielsweise körperliche Überanstrengung. Der Körper verbraucht Energie, die nicht mehr für das Nervensystem zur Verfügung steht. Alles Unregelmäßige wie zu spät ins Bett gehen, in den Urlaub hetzen, Reisen, Jogging vor dem Frühstück, Auslassen von Mahlzeiten etc. kann Attacken auslösen. Daneben spielen physikalische Faktoren wie der berühmte Wetterumschwung eine Rolle. Nicht das Wetter an sich ist das Problem, sondern die Umstellung des Körpers auf eine neue Wettersituation, was wiederum Energie beansprucht. Wenn alle anderen Faktoren stabil sind, macht einem das Wetter nichts aus. Man kann das Wetter ja auch

nicht ändern, aber sich selbst: indem man allgemein kein Energiedefizit riskiert. Dazu gehört zum Beispiel gleichmäßig zu essen, zu entspannen oder Ausgleich einzuplanen. Nach der Nacht ist das kohlenhydratreiche Frühstück besonders wichtig, damit die Nervenzellen schnell wieder Energie, also die Fähigkeit zu arbeiten, bekommen.

Kann man sonst etwas entgegensetzen und das Zuviel fürs Gehirn reduzieren?
Es ist wie bei einem Bankkonto. Man sollte nicht mehr abheben, als man einzahlt, um nicht ins Minus zu kommen. Wenn ich weiß, dass Ängste und Stress Migräne auslösen, kann ich durch Entspannung, Ablenkung, Stressbewältigungstraining oder eine Verhaltenstherapie etwas bewirken. Ich werde von Patienten oft gefragt: Was soll ich denn noch machen? Meine Antwort: Es kommt nicht darauf an, noch mehr oder gar etwas Kompliziertes zu machen. Das Wirksamste ist, was Migränepatienten besonders schwerfällt: gerade einmal nichts zu machen, innezuhalten, Langeweile zu empfinden. Sich zu erholen, sich auf eine Bank zu setzen, den Wolken nachzuschauen und den Vögeln zuzuhören. Das Nervensystem nicht arbeiten zu lassen und dem Energiedefizit vorzubeugen.

Wie findet man die richtige Balance aus einem regelmäßigen Tagesablauf und Spaß?
Manche Migränepatienten wünschen sich am liebsten folgende Lösung: ein Zaubermittel, das die Migräne beseitigt und mit dem sie dann leben können, wie sie möchten. Das funk-

tioniert leider nicht. Aufgrund der besonderen Erbanlagen muss man ein aktives Gesundheitsverhalten einhalten. Man muss auch seine Zähne putzen, damit sie keine Karies bekommen. Wer Bluthochdruck hat, hat auch keinen Spaß daran, sich salzarm zu ernähren, seine Medikamente zu nehmen und Stress zu vermeiden. Aber er muss es tun. Auch wer Diabetes hat, muss sich strikt ernähren, seinen Blutzucker messen und vielleicht Insulin spritzen, sein Leben ändern und anpassen. Wenn ein Migränepatient sagt, ich habe da keine Lust drauf und will eine Zaubermethode, dann hat er nicht verstanden, dass bei ihm eine ernste und komplexe Erkrankung vorliegt. Diese Patienten sollten im Hinterkopf haben, dass das Risiko für Bluthochdruck, Schlaganfall, Herzinfarkt, Angst, Depressionen und Persönlichkeitsveränderungen durch nicht sachgerecht behandelte Migräne deutlich erhöht ist. Eigenverantwortung, Wissen und Verhaltensanpassung sind wesentlich für eine zielführende Stabilisierung der Erkrankung.

Sollte man nicht aufpassen, dass man sich nicht wiederum zu große Sorgen macht?

Es besteht immer noch der Mythos, Migräne sei etwas für die alternative Behandlung mit Methoden ohne ausreichenden Wirksamkeitsnachweis. Und wenn man keinen Käse isst, Globuli nimmt und Akupunktur macht, wird alles gut. Der Glaube stammt aus der Vergangenheit, als man kaum wissenschaftlich gesicherte Erkenntnis zur Migräne hatte. Deshalb waren Betroffene oft enttäuscht von der Medizin und suchten Alternativen, weil sie das Gefühl hatten, dass die Medizin sich nicht kümmert. Doch seit 30 Jahren haben wir eine enorme Wissensexplosion erlebt. Wir kennen die Vorgänge im Nervensystem, kennen spezifische Erbanlagen, kennen Zusammenhänge mit anderen Erkrankungen, kennen effektive Akuttherapien und vorbeugende Behandlungen.

Vielleicht nimmt man es deshalb nicht so ernst, weil Migräne eine unsichtbare Krankheit ist und andere einen dafür belächeln?
Man denkt: Jeder hat Kopfweh. Aber Migräne ist eine schwere und komplexe neurologische Erkrankung. Sie wird oft mit Alltagskopfschmerzen verwechselt, die fast jeder kennt. Die Betroffenen leiden darunter, dass vieles in einen Topf geworfen wird. Dabei gibt es 367 verschiedene Kopfschmerzformen, die sehr spezifisch behandelt werden müssen.

Ist es umso wichtiger, die Migräne zu akzeptieren?
Die Bereitschaft zur Migräne ist in den Erbanlagen verankert. Man kann Migräne nicht einfach wegzaubern und ihr auch nicht davonlaufen. Man muss sich darauf einstellen und sein Leben daran anpassen. Allein das zu verstehen, ist schon wesentlich. Es funktioniert nicht, vermeintliche Trigger zu finden und dann zu erwarten, keine Migräne mehr zu haben. Die Bereitschaft bleibt, man kann sie nicht abschütteln. Mit diesem Wissen kann man ein aktives Gesundheitsverhalten aufbauen, die Migränebereitschaft effektiv kontrollieren und Komplikationen vermeiden.

(Stand: September 2019)

I can and I will: Watch me.

Everything is a choice.

Celebrate every tiny victory.

HALLO DOC? DAS ÄRZTELABYRINTH

Ich schreibe dieses Kapitel, nachdem ich mein Wochenende mit ziemlich hartnäckigem Besuch hinter mich gebracht habe. Erna hat am Freitagabend an der Tür geklingelt und beschlossen, bis am Sonntagabend zu bleiben. Eigentlich sollte ich eine teure Übernachtungspauschale verlangen. Ich meine, mein Hirn bietet quasi Fünf-Sterne-Luxus. Weil ich über die insgesamt 48 Stunden einige Schmerzmedikamente eingenommen habe, in der Hoffnung, Erna würde sich mal verbröseln, mache ich einen Termin bei meinem Neurologen aus, um das Thema Attackenbehandlung genauer mit ihm zu besprechen. Ich schiebe Panik, weil ich das Gefühl habe, trotz Muskelentspannungsübungen, regelmäßigen Mahlzeiten, Sport und Co. nicht weniger Migräne zu haben.

In diesen Momenten bin ich sauer. Da kann mich meine Entspannung mal sonstwo. Und ich brauche jemanden, der mich ein bisschen ermutigt oder mit mir nach Ursachen fahndet. Der mich versteht. Und da wären wir beim Thema: Mein Neurologe ist mein ständiger Begleiter auf meiner Reise mit Erna. Mit ihm setze ich mich alle paar Monate zusammen, und wir reden darüber, wie sich Erna verändert, welche Medikamente wirken und welche nicht. So fühle ich mich nicht allein gelassen.

Da Migräne eine neurologische Erkrankung ist, liegt es nahe, zu einem Neurologen zu gehen. Sie sind sozusagen die Kenner unseres Gehirns. Allerdings heißt das nicht, dass der Wissensstand jedes Neurologen gleich ist. Ich vertraue meinem besonders, weil ich weiß, dass er auf Migräne und Kopfschmerzen spezialisiert ist. Er hat jahrelang dazu geforscht. Und ich habe Glück, dass ich in der Nähe von München und damit einer Großstadt wohne, die einige Experten zu bieten hat. Wenn du dich am Knie operieren lassen musst, gehst du ja auch lieber zu dem Chirurgen, der tagtäglich Knie-OPs macht, als zu dem, der sich eigentlich auf Schultern spezialisiert hat. Wobei ich mir bewusst bin, dass es auf dem Land eine größere Herausforderung sein kann, einen geeigneten Arzt zu finden. Als ich in meiner Jugend noch bei meinen Eltern im Schwarzwald gewohnt habe, bekam ich mit, wie meine Mutter nicht ganz so viel Glück hatte. Oft habe ich auch schon davon gehört, dass manche Ärzte Menschen mit Migräne nicht ernst nehmen.

Bis ich den Arzt gefunden habe, dem ich vertraue, irrte ich lange durch das Ärztelabyrinth. Orthopäde, Heilpraktiker, Zahnarzt und Co. Sie alle durften meine Geschichte mit Erna kennenlernen. Immerhin hatte ich durch zwei betroffene Elternteile den Vorteil, dass ich wusste, womit ich es zu tun habe. An diesem Punkt sind längst nicht alle Migränepatienten. Tatsächlich wissen nur drei (!) von zehn, dass ihr Leiden Migräne heißt. Das finde ich ziemlich alarmierend. Woran es liegen könnte? Zu wenig Wissen und Aufklärung. Bei einer Erkältung kennt man schließlich sofort die Symptome und weiß, dass es eine Erkältung ist und nicht die Windpocken. Daneben wird das Thema Kopfschmerzen zu oft auf die leichte Schulter genommen: »Ach, es sind ja nur Kopfschmerzen. Dagegen helfen Schmerztabletten. Wird schon wieder.« Schwierig, wenn die Tabletten wie Bonbons eingeworfen werden und sich daraus wiederum ein medikamenteninduzierter Kopfschmerz entwickelt. So ist der Teufelskreis irgendwann perfekt. 38 Prozent der Migräniker haben noch nie einen Arzt wegen ihrer Schmerzen aufgesucht. Diese Zahl nimmt mit zunehmendem Alter zumindest ab.

Am häufigsten gehen die Menschen davon aus, Nackenverspannungen seien ihr eigentliches Problem und die Migräne die Folgeerscheinung davon. Dabei ist Migräne ja die primäre Erkrankung, die Nackenschmerzen sind eher ein Symptom. Eine Erklärung: Wirkt das Triptan (zu dem kommen wir noch), lassen die Nackenschmerzen oft ebenfalls nach. Und trotzdem fahndet vom Orthopäden über den Zahnarzt bis hin zum Heilpraktiker jeder nach einer Ursache. Nur 40 Prozent der Menschen mit Migräne weltweit erhalten eine professionelle Diagnose.

Wer ist mein Mr. Right?

So viel steht fest: Man sollte sich bei regelmäßig auftretenden Kopfschmerzen Unterstützung von einem Arzt suchen. Wer ist der richtige? Es gibt einige Überlegungen, die unabhängig von der Fachrichtung wichtig sind. Leider habe ich selbst zu Beginn meiner Arzt-Odyssee die Erfahrung gemacht, dass vielen Medizinern zum einen die Zeit für den Patienten fehlt, zum anderen das nötige Fachwissen. Da saß ich nicht selten im Sprechzimmer und konnte dem Arzt mehr über Migräne und die wissenschaftlichen Erkenntnisse dazu erzählen als er mir. Okay, es mag als Journalistin eine Berufskrankheit sein, sich ständig über alles zu informieren und zu recherchieren.

Trotzdem scheint das Thema Migräne im Medizinstudium nicht gerade ausufernd behandelt zu werden. Ich bin jedes Mal mit einem Gefühl der Hilflosigkeit aus der Praxis gewandert und dachte mir: Wenn der weniger weiß als ich, wie soll er mir denn bitte helfen? Es hat mich furchtbar wütend gemacht.

Ein nicht zu unterschätzender Faktor. Denn die Beziehung zwischen Arzt und Patient hat einen gehörigen Einfluss darauf, wie eine Therapie anschlägt. Vertraue ich dem Arzt? Hört er mir zu? Fühle ich mich aufgehoben? Hier kommt wieder der Noceboeffekt ins Spiel, den ich bereits im dritten Kapitel aufgegriffen habe. Vermittelt mir mein Arzt, dass er selbst nicht an eine Therapie glaubt oder noch schlimmer, dass er sich erst gar nicht damit auskennt und sozusagen nicht weiß, was er tut, kann das tatsächlich die Wirkung einer Behandlungsmethode schmälern. Verrückt, oder?

Umso wichtiger ist es, welche Beziehung wir zu unserem Arzt haben. Es ist keine Einbahnstraße. Unser Arzt ist darauf angewiesen, dass wir uns gut auf das Gespräch vorbereiten. Er also alle nötigen Informationen von uns bekommt, um sich ein Bild zu machen. Es ist ein Geben und Nehmen. So, wie das beste Rennpferd nur dann Höchstleistung bringen kann, wenn es den passenden Jockey hat. Schon oft habe ich gehört, dass der Arzt gesagt habe: »Sie haben erblich bedingt Migräne. Damit müssen Sie leben.« Das kann eine gehörige Klatsche sein. Natürlich lässt sie sich nicht einfach wegzaubern. Etwas mehr Feingefühl könnte man trotzdem erwarten.

Wobei wir uns schon bewusst sein sollten, dass Eigeninitiative dazu gehört. Sich auf den Arzt zu verlassen und sich selbst zurückzulehnen, weil der mir irgendeine Wunderpille verschreiben wird, führt definitiv nicht zum Erfolg. Stattdessen lohnt es sich, einen Kopfschmerzkalender zu führen, um dem Arzt die nötigen Basisinfos zu geben. Und zum Beispiel von sich aus mal neue Medikamente oder Ideen, von denen man gehört hat, als Diskussionsgrundlage auf den Tisch bringen. So spricht man mit dem Arzt auf Augenhöhe. Und: fragen, fragen, fragen. Ich habe womöglich einen Vorteil, weil ich es als Journalistin gewohnt bin, ständig nachzuhaken. Generell sollte man sich einfach trauen, es ist ja unser gutes Recht. Das sage ich übrigens ständig zu meiner Oma, die in Arztgesprächen sehr zurückhaltend ist. Fragen kostet nichts. Und du hast als Patient Rechte. Zum Beispiel auch das Recht, Empfehlungen kritisch zu hinterfragen.

Untersuchungen wie MRT, EEG und Co. bringen übrigens keinen Migränebeweis hervor. Sie sind im Prinzip nur notwendig, wenn die neurologische Untersuchung auffällig ist. Die Kommunikation mit dem Arzt ist also eine umso wichtigere Grundlage, um Migräne zu diagnostizieren. Eine entsprechende Checkliste, die dir dabei helfen kann, dich auf den Arztbesuch vorzubereiten und ihn zu analysieren, findest du am Ende dieses Kapitels.

Und welche Art von Arzt sollte es bei Migräne nun sein? Erster Ansprechpartner ist in der Regel der Hausarzt. Er klärt ab, ob es sich um Migräne oder andere Kopfschmerzarten oder Erkrankungen handelt. Hat man sehr häufig Migräne oder fühlt sich vom Hausarzt nicht ausreichend betreut, ist es sinnvoll, sich einen Neurologen zu suchen. Er ist mit dem Thema Migräne gut vertraut. Listen mit Kopfschmerzexperten nach Postleitzahl geordnet gibt es beispielsweise auf der Website der Deutschen Migräne- und Kopfschmerzgesellschaft e.V. (www.dmkg.de). Oft hat der Hausarzt ein gutes Netzwerk an Fachkollegen, die er aufgrund von positiven Erfahrungen weiterempfehlen kann.

Ich war bei drei verschiedenen Neurologen, ehe ich meinen derzeitigen Arzt gefunden habe. Warum ich ihn so schätze? Weil er mir das Gefühl gibt, dass er noch einen Plan B in der Tasche hat, falls Plan A nicht funktioniert. Ich weiß noch, wie ich einmal völlig aufgelöst vor ihm saß, nachdem ich in einem Monat plötzlich zehn Schmerztage hatte und panisch war, nun chronische Migräne zu bekommen. Er hat mich beruhigt und mir versichert, dass wir noch lange nicht alle Möglichkeiten der Behandlung ausgeschöpft haben.

Im Idealfall baut man sich sogar ein Netzwerk aus Ärzten auf, die zusammenarbeiten. Allerdings sehe ich so eine Konstellation als Luxus an. In der Realität ist es wahrscheinlich eher schwierig.

Und was ist mit Orthopäden, Zahnärzten, Heilpraktikern, Chiropraktikern und Co.? Schließlich gehören die zu den ersten Anlaufstellen von Migränepatienten. Warum eigentlich? Vermutlich, weil wir bei einem Migräneanfall Schmerzen im Nacken, im Kiefer, in den Augen oder diffus über das Gesicht verteilt spüren. Während der Orthopäde oft der Meinung ist, die Migräne könne von Problemen mit der Wirbelsäule kommen, schwören Zahnärzte oft auf das Einschleifen des Gebisses. Chiropraktiker wollen dich einrenken, und einige Heilpraktiker geben dir Globuli. Das ist jetzt etwas überspitzt formuliert, ich will es gar nicht so pauschalisieren. Was jedoch allen gemeinsam ist: Sie versuchen, Ursachen für die Migräne zu finden und diese zu behandeln, anstatt die Migräne selbst als Ursache anzuerkennen. Und da liegt je nach Philosophie das Problem.

Natürlich schadet es nicht, mal eine Massage zu genießen oder eine Aufbissschiene vom Zahnarzt für sich zu testen. So eine besitze ich sogar, weil ich mit den Zähnen knirsche. Auch Kiefer-Krankengymnastik habe ich ausprobiert. Wirklich, das gibt es. Ich hatte vorher noch nie was davon gehört, aber es hat gutgetan. Nur leider nix gegen die Migräne geholfen. Die glorreiche Idee eines anderen Zahnarztes, mein Gebiss einzuschleifen, lehnte ich glücklicherweise ab. Das kann gehörig nach hinten losgehen. Andererseits habe ich mir viel von zahlreichen Einrenkversuchen beim Chiropraktiker versprochen. Kann ebenfalls gefährlich sein. Immerhin bin ich dem Mann bis heute dankbar, weil er mich zu meinem Berufswunsch inspiriert hat. Er hat mich mit seiner Geschichte, wie er es vom Schlosser zum Arzt gebracht hat, ermutigt, dass man alles schaffen kann, wenn man will. Wobei vom Schlosser zum Arzt gewiss ein wenig grotesk klingen mag. Aber: toller Typ!

Für Homöopathie gibt es keinen Nachweis der Wirksamkeit bei Migräne. Ich bin der Meinung, dass Heilpraktiker deshalb so beliebt sind, weil sie sich Zeit nehmen. Sie sind nicht dem üblichen Fünf-Minuten-Takt ausgesetzt und gehen auf ihre Patienten ein. Den Zeitfaktor vermisse ich im schulmedizinischen Betrieb wirklich sehr – wobei Neurologen immerhin mehr Zeitbudget haben als Hausärzte.

Unter anderem war ich auch bei jemandem, der Heilpraktiker und Osteopath ist. Nach einer wirklich sehr wohltuenden Behandlung an Nacken und Hinterkopf fragte ich ihn, wann ich wiederkommen soll. Er meinte: Erst in sechs bis acht Wochen, die Behandlung wäre intensiv gewesen und ich sollte bald merken, dass sich das Thema Migräne erledigen würde. Ich hatte viel Vertrauen in seine Fähigkeiten, aber wenn mir jemand erzählen will, er könne meine Migräne für immer heilen, läuten bei mir sämtliche Alarmglocken. Das mag paradox klingen, ich sollte froh sein, wenn mir jemand eine Heilung in Aussicht stellt. Doch zu oft wurde mir das versprochen, und es hat nie geklappt. Da ich weiß, dass Migräne derzeit nicht heilbar ist, kann ich mich nur schwer mit jemandem verbünden, der der Meinung ist, sie erledige sich nach einer Behandlung.

MIGRÄNE-WEISHEIT NR. 8

Migräne zählt zu den primären Kopfschmerzarten. Das bedeutet, sie selbst ist in der Regel die Ursache und nicht eine schiefe Wirbelsäule oder krumme Zähne. Deshalb sind gut informierte Hausärzte und Neurologen, am besten mit Spezialgebiet Kopfschmerz und Migräne, die besten Ansprechpartner.

CHECKLISTE

Vor dem Arzttermin

- ☐ Was ist das Ziel meines Termins bei dem Arzt?
- ☐ Was sind meine drei wichtigsten Fragen an ihn?
- ☐ Habe ich alle Unterlagen gesammelt, die ihm als Information weiterhelfen können (vorherige Berichte und Untersuchungsergebnisse, Kopfschmerzkalender etc.)?
- ☐ Möchte ich jemanden mitnehmen, weil ich selbst zu nervös oder unsicher bin?

Möglicherweise hilft es, eine Art Migräne-Kurzvita zu erstellen, um dem Arzt und sich selbst eine bessere Basis für das Gespräch zu schaffen:

- ☐ Wann trat die Migräne zum ersten Mal auf?
- ☐ Welche Medikamente habe ich bereits probiert, mit welchem Erfolg?
- ☐ Welche Prophylaxen gab es?
- ☐ Wie fühlen sich die Schmerzen an?
- ☐ Welche Begleitsymptome habe ich?

Nach dem Arzttermin

Um den Arzt besser einschätzen zu können, kannst du dir nach dem Besuch dort folgende Fragen stellen:

- [ ] Nimmt er sich Zeit, lässt er mich ausreden, und hört er sich meine Anliegen an?
- [ ] Hat der Arzt meine Fragen so beantwortet, dass ich sie verstanden habe? Wenn nicht, habe ich nachgehakt – und wie reagierte er dann?
- [ ] Hat er mir seinen Therapievorschlag verständlich erklärt und mit mir abgestimmt?
- [ ] Schlug er neue Ideen vor bzw. ging er auf meine Vorschläge ein, oder vermittelte er mir eher eine aussichtslose Perspektive?
- [ ] Kooperiert er mit anderen Ärzten und ist im Zweifelsfall auch einer Zweitmeinung gegenüber offen?

Teil 3:
Bäääääm, jetzt geht's der Migräne an den Kragen!

Never lose hope.

If you never try, you'll never know.

Give yourself time.

RUHE DA OBEN! AKUTMEDIKAMENTE UND TIPPS WÄHREND EINER MIGRÄNEATTACKE

Ich besitze einen Schatz. Ich hüte ihn ein bisschen so, wie der Schurke Gollum aus »Herr der Ringe« seinen beschützt. Okay, ich mache nicht so einen Buckel dabei wie der kleine Bösewicht. Aber ich trage ihn tatsächlich ständig mit mir herum. Was ich so Wertvolles besitze? Es ist ein Beutelchen, ziemlich verschlissen und von einigen Flecken gekennzeichnet. Der Beutel selbst ist für mich so viel wert, weil ich ihn von meiner Mama geschenkt bekommen habe, die vor zwei Jahren an Krebs gestorben ist. Sie hatte selbst sehr oft Migräne und mir deshalb dieses kleine Beutelchen mit einer Matroschka-Figur gegeben. Und der Inhalt? All meine Notfall-Medikamente. Egal ob ich kurz zum Bäcker um die Ecke gehe, einen Stadtbummel mache oder für ein paar Tage verreise – mein Schatz ist immer bei mir. Die Migräne ist schließlich selten vorherzusagen, und so bin ich immer gewappnet, wenn sie von jetzt auf gleich meinen Kopf ins Chaos versetzt. Spüre ich die ersten Anzeichen, öffne ich meine Schatulle, also mein Beutelchen, und nehme meine Akutmedikamente. Das ist besonders wichtig, denn eine frühzeitige Einnahme ist bei Migräne von großer Bedeutung. Zögert man zu lange, oder hat man seinen Schatz nicht griffbereit, kann sich die Attacke verselbstständigen, und die Medikamente brauchen länger, bis sie wirken, oder der Effekt ist schwächer. Darauf gehe ich in diesem Kapitel später noch einmal ein.

Was sich in meinem Beutelchen befindet? Über die Jahre habe ich mich tatsächlich von einer Zauberpille zur nächsten gehangelt. Ich dachte zumindest eine Zeit lang, mit diesen weißen Pillen könnte ich hexen. Von Paracetamol über Aspirin habe ich mich bis zu Ibuprofen durchprobiert. Bis irgendwann nichts mehr so richtig wirken wollte. Schließlich kam ich bei den sogenannten Triptanen an, die spezifisch für Migräne entwickelt worden sind. Damit komme ich heute ganz gut zurecht. Allerdings sollte man nicht vergessen, dass auch die keine Wundermittel sind. Klar, sie helfen gegen den Schmerz. Was viele nicht wissen und mir selbst lange nicht klar war: Sie stoppen die Migräneattacke nicht, sie unterdrücken nur einige der Symptome. Im Hintergrund läuft immer noch dieselbe Party ab. Heißt: Es ist wahnsinnig wichtig, trotz der Linderung der Schmerzen nicht weiter am Laptop in die Tasten zu hauen oder sich mit Kollegen ins Meeting zu hocken. Stattdessen sollten wir unserem Körper Zeit zur Erholung geben und ihn dabei unterstützen, sich selbst zu reparieren. Lenkt dich ständig jemand bei der Arbeit ab, kannst du dich schließlich auch nicht konzentrieren, oder? Eben.

Okay, ich gebe zu: Mir fällt das sehr, sehr schwer. Und damit bin ich nicht allein. Schließlich will man leistungsfähig sein oder muss aus bestimmten Gründen funktionieren. Weil man Kinder hat, die versorgt werden wollen, oder weil man Angst hat, seinen Job wegen zu vieler Fehltage zu verlieren (dazu mehr im vierten Teil des Buchs). Es gibt jedoch einen sehr guten Grund, die eigenen Ambitionen herunterzuschrauben. Der findet sich in der 10/20-Regel wieder, die ich dir gleich erklären will.

Die 10/20-Regel und das Kopfschmerztagebuch

Neigt man dazu, sich ständig Tabletten einzuwerfen und dennoch Leistung zu bringen, kann das schnell ein Teufelskreis werden. Man nimmt immer mehr Medikamente, und plötzlich verliert man den Überblick. Allgemein gilt die 10/20-Regel. Heißt: Maximal an zehn Tagen im Monat sollte man Schmerzmittel einnehmen, an mindestens 20 Tagen keine. Nimmt man an einem Tag mehrere Medikamente, zählt dies trotzdem nur als ein Tag. Warum das Ganze? Weil sonst ein sogenannter medikamenteninduzierter Kopfschmerz entstehen kann. Ein Henne-Ei-Problem. Denn es bedeutet, dass man von dem Medikamenten-Übergebrauch einen Brummschädel bekommen kann. Das Nervensystem wird durch die ständige Schmerzmitteleinnahme nämlich empfindlicher. Noch mehr Chaos im Kopf? Das will keiner von uns.

Bevor ich auf die einzelnen Medikamentengruppen eingehe, möchte ich dir ans Herz legen, ein Kopfschmerztagebuch zu führen. Das kannst du handschriftlich machen (Kopfschmerzkalender zum Download gibt es bei www.dmkg.de oder hier im Buch) oder eine App nutzen (zum Beispiel Migräne-App der Schmerzklinik Kiel, M-Sense oder Migraine Buddy, siehe auch im Anhang dieses Buchs). Zum einen lässt sich so kontrollieren, wie oft man Schmerzmittel nimmt, zum anderen erfährt man mehr über den Charakter der Migräne. In meinem Fall ist Erna zum Beispiel recht hartnäckig, sie kommt gern nach einer ersten Flucht nach ein paar Stunden wieder. Dafür zwingt sie mich mittlerweile nicht mehr so häufig zum Erbrechen, das gab es früher noch öfter. Je besser du deine Migräne kennst, umso individueller kann dein Arzt das richtige Medikament für dich finden und damit deine Schmerzen lindern.

Manchmal kommen einige Präparate allerdings wegen bestimmter Vorerkrankungen, Wechselwirkungen oder zu starker Nebenwirkungen nicht infrage. Deshalb bietet die folgende Übersicht nur einen groben Überblick – deine persönliche Therapie musst du immer mit einem Arzt besprechen. Auch ob und welche Medikamente in Schwangerschaft und Stillzeit infrage kommen.

Medikamente gegen Übelkeit und Erbrechen

Die sogenannten Antiemetika sind bei den ersten Anzeichen von Übelkeit empfehlenswert. Sie helfen nicht nur gegen das flaue Gefühl im Bauch, sondern können die Wirkung des Schmerzmedikaments verbessern, das man im Anschluss nimmt. Manche Migränepatienten verspüren sogar allein mit dem Antiemetikum eine Besserung. Ich habe beispielsweise erst kürzlich bemerkt, dass ich in seltenen Fällen mit der Einnahme von Domperidon einen drohenden Migräneanfall abwenden kann.

- Metoclopramid
- Domperidon

Medikamente bei leichten bis mittleren Migräneattacken

Hält sich die Übelkeit in Grenzen und hat man kaum Aurasymptome, gilt die Migräneattacke als leicht bis mittelschwer. Hier haben die Analgetika ihren großen Auftritt, die den meisten bekannt sein dürften. Viele sind nicht verschreibungspflichtig und kommen daher bei der Selbstmedikation häufig zum Einsatz. Wichtig ist eine ausreichende Dosierung und die optimale Darreichungsform, die mit dem Arzt abgestimmt werden sollte. So wirkt Acetylsalicylsäure zum Beispiel als Brausepulver manchmal schneller und besser bei Migräne.

- Ibuprofen
- Acetylsalicylsäure
- Naproxen
- Paracetamol
- Diclofenac K
- Metamizol/Novaminsulfon (es wird wegen der Nebenwirkungen nur genutzt, wenn andere Medikamente nicht infrage kommen)

Triptane bei mittelschweren bis schweren Migräneattacken

Früher habe ich Triptane für krasse Drogen gehalten. Ich meine, hallo, da ist ja der »Trip« im Namen versteckt! Ich habe gedacht, wenn ich das »harte« Zeug nehme, könnte ich abhängig werden oder ganz schlimme Nebenwirkungen bekommen. Bisher hat mich aber ein Triptan weder auf eine Fantasiereise ins Takkatukkaland geschickt, noch bin ich süchtig danach geworden. Mittlerweile weiß ich, dass Triptane spezielle Migränemedikamente sind. Sie wurden eigens dagegen entwickelt. Nicht wie Ibu, Paracetamol und Co., die allgemein bei Schmerzen wirksam sind. Triptane wirken bei Migräne, nicht etwa bei Spannungskopfschmerz (das ist aber nicht zur Diagnose geeignet!). Plus: Sie lindern die Übelkeit. Sie greifen am Serotoninrezeptor an und stoppen die Gefäßwandentzündung. Serotonin selbst kann man beispielsweise nicht verabreichen, weil es die Blut-Hirn-Schranke nicht überwindet. Heißt: Der Blutkreislauf ist getrennt von unserem Zentralnervensystem, damit beispielsweise nicht so leicht Krankheitserreger ins Hirn kommen können.

Die Auswahl der Triptane ist inzwischen recht groß, und sie unterscheiden sich in ihrer Wirkungsweise. Deshalb: Gehe nicht der Annahme auf den Leim, wenn ein Triptan nicht geholfen hat, dass diese Medikamente allgemein nichts für dich sind. Diesem Irrglauben bin ich zunächst aufgesessen. Wobei es leider Patienten gibt, die alle ausprobiert haben und bei keinem eine Wirkung verspürten.

Bis heute habe ich viele verschiedene getestet und bin bei Naratriptan und neuerdings Frovatriptan gelandet. Warum? Weil beide sehr lange wirksam sind, die Nebenwirkungen bei Naratriptan denen eines Placebos gleichkommen und die Wiederkehrkopfschmerz-Rate im Fall von Naratriptan mit 19 Prozent am niedrigsten von allen Triptanen ist. Diese Mittel passen einfach zu meiner Erna.

Dir hilft wie schon beschrieben ein Kopfschmerztagebuch, um gemeinsam mit dem Arzt ein individuelles Triptan zu finden – je nachdem wie sich die Migräne verhält. Es gibt sie zudem in verschiedenen Darreichungsformen. Im Beipackzettel steht nach wie vor, dass sie wegen ihrer gefäßverengenden Wirkung nicht von Menschen mit Erkrankungen der Herzkranzgefäße, andere Gefäße, Leber und Niere und mit Bluthochdruck eingenommen werden sollten. Außerdem dürfen sie auf keinen Fall mit Ergotaminen kombiniert werden. Eine ärztliche Beratung ist vor der erstmaligen Einnahme von Triptanen wichtig – auch weil es Besonderheiten bei speziellen Migräneformen oder im Zusammenhang mit speziellen Antidepressiva zu beachten gilt, die hier nicht alle aufgezählt werden können. Es gilt die 10/20-Regel. In der Schwangerschaft sind Triptane nicht zugelassen, unbedingt Rücksprache mit dem Arzt halten! Gleiches gilt für die Stillzeit.

- Almotriptan (Tablette, rezeptfrei)
- Eletriptan (Tablette)
- Frovatriptan (Tablette)
- Naratriptan (Tablette, rezeptfrei)

- Rizatriptan (Tablette, Schmelztablette)
- Sumatriptan (Tablette, Spritze, Nasenspray)
- Zolmitriptan (Tablette, Schmelztablette, Nasenspray)

Die Unterschiede der Triptane

Die kürzeste Zeit bis zum Eintreten der Wirkung hat Sumatriptan, wenn es gespritzt wird. Hier sollte nach rund zehn Minuten Linderung spürbar sein. In Tablettenform haben Rizatriptan und Eletriptan laut Leitlinie der Deutschen Gesellschaft für Neurologie den schnellsten Wirkungseintritt (nach 30 Minuten). Naratriptan und Frovatriptan zeichnen sich dadurch aus, dass sie wenig Nebenwirkungen haben und eine recht lange Wirkdauer. Dafür muss man etwas länger warten, ehe sie ihre Wirkung entfalten. Sie sind aufgrund dieser Eigenschaft besonders für hartnäckig anhaltende Attacken gedacht, die zum Beispiel durch Wiederkehrkopfschmerzen geprägt sind. Diese Art kommt oft bei der menstruellen und menstruationsassoziierten Migräne (auch Schmerztage außerhalb der Monatsblutung) vor.

Gern werden die Triptane hinsichtlich ihrer Wirkstärke und Wirkdauer in drei Gruppen unterteilt:

Schnell und stark wirksam, kürzere Wirkdauer:

- Sumatriptan als Injektion

Ausgeglichenes Verhältnis von Wirkstärke und Wirkdauer:

- Almotriptan (Tablette)
- Eletriptan (Tablette)

- Rizatriptan (Tablette und Schmelztablette)
- Sumatriptan (Tablette und Nasenspray)
- Zolmitriptan (Tablette und Nasenspray)

Lange Wirkdauer, aber Wirkungseintritt dauert länger:
- Naratriptan (Tablette)
- Frovatriptan (Tablette)

Fünf Praxis-Tipps während der Migräneattacke

1. Medikamente früh genug nehmen

Ich kenne das Hin und Her aus eigener Erfahrung. Ist das jetzt Migräne, oder geht das wieder weg? Soll ich jetzt wirklich was nehmen? Ich bin dann zwar das heftige Pochen los, aber dafür wahnsinnig müde und erschöpft. Oft führt man einen minutenlangen inneren Dialog, ehe man sich mal einen Schlachtplan zurechtgelegt hat, wie man Erna wieder loswird. Und es hilft einem niemand dabei, schließlich will man nicht ständig beim Arzt anrufen, und der Partner oder Freunde können da meist nicht mitreden – außer sie haben selbst Migräne. Allgemein wird eine frühzeitige Einnahme der Medikamente empfohlen, weil sie so besser wirken – speziell die Triptane (nicht in der Aura!). Keine Angst, selbst wenn man das Triptan nach einigen Stunden nimmt, hilft es meist noch, jedoch möglicherweise nicht mehr so schnell und gut.

2. Richtig dosieren

Die Dosierung ist immer in Absprache mit dem Arzt festzulegen. Hat zum Beispiel ein Triptan bei der ersten Einnahme während einer Attacke Wirkung gezeigt, kann theoretisch bei Wiederkehrkopfschmerz nach einer gewissen Zeitspanne (ganz wichtig: dazu bitte in die Beipackzettel schauen, Höchstdosis beachten sowie Arzt fragen!) eine zweite Dosis genommen werden. Hat es jedoch beim ersten Versuch keinen Effekt gehabt, sollte man dies sein lassen – es wird vermutlich auch beim zweiten Versuch innerhalb dieses Anfalls nicht helfen. Generell kann es passieren, dass ein Triptan, mit dem man sonst gut zurechtkommt, ein Blindgänger ist. Es wirkt aus unerfindlichen Gründen gar nicht, bei der nächsten Migräneattacke aber wieder wunderbar. Triptane nie miteinander kombinieren!

Bei langen Attacken kann es notwendig sein, das Triptan mit einem NSAR wie Naproxen zu kombinieren. Ich kenne diese langen Attacken bestens. Selten schaffe ich es, Erna schon nach einem Tag zu verjagen. In meinem Fall wirkt die oft empfohlene Kombination von Naratriptan und Naproxen nicht so besonders, dafür habe ich einen zweiten Versuch mit Naratriptan und Dexketoprofen (ebenfalls ein NSAR) bzw. Frovatriptan und Dexketoprofen gewagt und bin glücklich damit (Arzt fragen!). Trotzdem bin ich ständig verunsichert, ob ich bei Wiederkehrkopfschmerzen nur ein NSAR allein nehme, oder eben ein Triptan. Als ob ein Migräneanfall nicht Folter genug wäre, quält man sich ständig mit den Gedanken, ob man alles richtig dosiert hat oder eine andere Variante hätte wählen sollen. Immer im Zwiespalt zwischen: keinen Wiederkehrkopfschmerz riskieren *und* nicht zu nah an die 10/20-Regel oder im schlimmsten Fall drüberzukommen. Falls es dir genauso gehen sollte: Ich habe noch keinen Königsweg gefunden, aber du bist nicht allein!

3. Sich Ruhe gönnen

Manche machen es ohnehin intuitiv, andere nicht: sich Ruhe gönnen. Am besten in einem abgedunkelten Raum mit wenig Reizeinwirkung von außen. Das ist die Empfehlung, die man fast immer bekommt. Eben weil unser Hirn trotz der Medikamenteneinnahme gegen das Chaos anarbeiten muss. Wer sich dazu in der Lage fühlt, dem kann eine Entspannungstechnik zu Beginn der Migräne helfen. Und Schlaf ist sowieso die beste Medizin – wenn daran zu denken ist. Aus eigener Erfahrung tue ich mich mit weiteren allgemeinen Empfehlungen schwer. Den einen hilft Kälte auf der Stirn oder im Nacken, ich mag zeitweise sogar Wärme. Manchmal habe ich ein Eispack auf der Stirn und die Wärmflasche im Nacken. Oder ich stelle mich minutenlang unter die Dusche und lasse warmes Wasser auf meine Schultern prasseln. So mancher liegt am liebsten flach, andere sagen, sie halten es besser im Sitzen aus.

4. Ein Notfall-Kit bereithaben

Meinen Schatz kennst du ja bereits. Das ist mein kleines Beutelchen mit Medikamenten, das ich immer bei mir trage. Daneben empfiehlt es sich, ein eigenes individuelles Migräne-Notfall-Toolkit immer griffbereit zu haben. Ist Erna erst mal da, kann man kaum klar denken, und jede Bewegung wird zur Qual. Was da reingehört?

- Kühlpacks
- Schlafmaske
- Ohrenstöpsel
- Snacks, falls man doch was essen will (zum Beispiel kleine Knabber-Salzbrezeln, Protein-Müsliriegel)
- Hausmittel gegen Übelkeit (zum Beispiel Ingwerbonbons/ Ingwertee, aber nicht in der Schwangerschaft)
- eine Flasche Wasser

Für unterwegs würde ich ergänzen:

- Plastikbeutel, falls man sich übergeben muss
- Sofort-Kältepacks oder ein Handtuch, das man in kaltem Wasser tränken kann
- Ingwertropfen (nicht in der Schwangerschaft)
- Sonnenbrille
- ein Stück Würfelzucker (gleicht das Energiedefizit manchmal aus)
- Magnesiumgranulat (manchmal in den Anfängen einer Attacke nützlich, wegen des erhöhten Energiebedarfs im Hirn)

Übrigens ist das Notfall-Kit eine nette Geschenkidee für Menschen, die jemanden mit Migräne kennen. So können sie zum Ausdruck bringen, dass sie sich mit der Krankheit beschäftigen und Mitgefühl zeigen.

5. Wenn es gar nicht mehr geht, den ärztlichen Bereitschaftsdienst anrufen

Zweimal kam es bereits vor, dass ich den ärztlichen Bereitschaftsdienst angerufen habe, weil das Triptan nicht gewirkt hat und ich mir vor lauter Schmerzen nicht mehr zu helfen wusste. Beide Male in der Nacht. Klar, tagsüber hätte mich jemand zum Arzt bringen können. Einmal lag ich allein in meiner Wohnung in Stuttgart und konnte niemanden in der Nähe um Hilfe bitten. Das andere Mal war ich in München in der Wohnung mit meinem damaligen Freund, war aber nicht mehr in der Lage aufzustehen. In solchen Fällen ist bei Krankheiten, die nicht lebensbedrohlich sind, die Rufnummer 116117 (kostenlos im Festnetz und per Handy) zu wählen. Entweder man erhält eine Info, welche Bereitschaftspraxis offen hat oder ein fahrender Bereitschaftsarzt kommt zu Hause vorbei – wie in meinem Fall. Hier entscheidet der Arzt über die individuelle Akuttherapie.

Wann eine spezielle Behandlung notwendig ist

Schwangerschaft und Stillzeit

Eine Schwangerschaft kann Segen und Fluch zugleich hinsichtlich der Migräne sein. Zum einen gibt es Belege, dass sich bei rund 50 bis 80 Prozent die Beschwerden verbessern oder sogar überhaupt keine Migräne mehr auftritt – das gilt vor allem für das zweite und dritte Trimester. Das klingt nach einem wahren Migränehimmel. Leider nicht für alle. Bei manchen Frauen verschlechtert sie sich. Selbst bei ein und derselben Frau kann der Verlauf unterschiedlich sein. In der ersten Schwangerschaft schwebt sie auf Wolke sieben, weil sie so gut wie schmerzfrei ist, in der zweiten wird hingegen alles noch schlimmer. Über die Gründe für den großen Anteil an Frauen, denen es in der Schwangerschaft hinsichtlich der Migräne besser geht, wird spekuliert. Man vermutet einen Zusammenhang mit dem erhöhten Östrogenspiegel. Und es treten weniger Hormonschwankungen auf als während des gewöhnlichen Zyklus.

Knifflig wird es jedoch, wenn eine Frau plant, schwanger zu werden oder schon schwanger ist und die Migräne so ausgeprägt ist, dass eine Behandlung mit Medikamenten notwendig wird.

Bei einem aktuellen Kinderwunsch empfiehlt es sich, mit dem Neurologen zu besprechen, welche Medikamente im Notfall infrage kommen. Gleiches gilt für die Schwangerschaft selbst. Informiere am besten sowohl deinen Neurologen darüber, dass du schwanger bist, als auch deinen Gynäkologen darüber, dass du Migränepatientin bist. Es ist kein Geheimnis, dass während der Schwangerschaft Medikamente möglichst vermieden werden sollten. Ob man sie nehmen will, muss jede Frau gemeinsam mit dem Arzt abwägen.

Da sich selbst Experten nicht immer einig sind, ob und welche Medikamente in der Schwangerschaft und Stillzeit infrage kommen, die Empfehlungen immer wieder variieren und sich durch neue Studien die Datenlage immer wieder verändert, sollte hier der behandelnde Arzt bzw. eben Neurologe und Gynäkologe gemeinsam die ersten Ansprechpartner sein. Wichtig: Keine Medikamente ohne vorherige Rücksprache mit dem Arzt einnehmen!

Ohnehin gibt es während der Schwangerschaft Stellschrauben, an denen man leichter als sonst drehen kann. Man hat womöglich mehr Zeit für Entspannungsübungen, Biofeedback oder Akupunktur. Oder man reduziert sein Arbeitspensum etwas früher und versucht bewusster, die persönlichen Migränetrigger zu vermeiden.

Während der Stillzeit kann sich die Migränehäufigkeit erhöhen, weil sich die Hormonlevel verändern. Auch in dieser Zeit ist ein Gespräch mit dem Arzt darüber wichtig, welche Medikamente infrage kommen, denn diese können sich über die Muttermilch auf das Kind übertragen.

Status migraenosus

So kompliziert sich dieser Begriff aussprechen lässt, so kompliziert ist der Zustand selbst. Der Status migraenosus bedeutet, dass eine Migräneattacke nicht nach den für die Migräne üblichen maximal 72 Stunden ausgestanden ist, sondern länger anhält – trotz Medikamenten. Wer das einmal über so einen langen Zeitraum mitgemacht hat, fühlt sich wie in der Hölle. Ich tröste mich während eines sehr langen Anfalls oft damit, dass Erna eben spätestens nach drei Tagen verschwindet. Wenn sie am dritten Tag partout nicht abhauen will, kann man in ein Loch fallen, das so tief wie der Marianengraben scheint. Ich selbst habe ein paar Mal an dieser Grenze gekratzt, hatte aber nach einigen Stunden über der 72-Stunden-Grenze wirklich Ruhe und bin deshalb nicht zum Arzt. Dauert die Migräne wirklich länger, sollte man sich medizinische Betreuung suchen. Vor allem wenn man davor schon starke Schmerzen und ausgeprägte Übelkeit ausgestanden hat.

In der Regel helfen die gewohnten Medikamente bei dieser Komplikation nicht. Der Arzt verabreicht in so einem Fall meist eine individuelle medikamentöse Therapie mittels einer Infusion. Eine stationäre Therapie kann notwendig sein. Ist dein behandelnder Neurologe oder Hausarzt erreichbar, ist er im Zweifel ein besserer Ansprechpartner als die Notaufnahme, da man dort womöglich nicht als Patient mit höchster Priorität eingeordnet wird. Der Arzt, der dich gut kennt, kann dich im Zweifelsfall ins Krankenhaus überweisen. In jedem Fall sollte abgeklärt werden, ob der Status migraenosus durch einen dauerhaften Medikamentenübergebrauch (MÜK) entstanden sein könnte.

Gibt es etwas ohne Medikamente? Meine SOS-Tipps, wenn sich eine Migräneattacke anbahnt

Du willst nicht so oft Medikamente nehmen? Willkommen im Klub! Oft versuche ich, Erna abzufangen, bevor sie überhaupt Terror in meinem Kopf machen kann. Aber: Das funktioniert nur manchmal und wenn sie wirklich ihre ersten Anzeichen zeigt.

Ingwer: Die Wunderknolle wirkt nicht nur antientzündlich, sondern auch wunderbar gegen Übelkeit. Eine walnussgroße

Menge schälen, mit heißem Wasser übergießen und ein paar Minuten ziehen lassen. Wer nicht schälen mag oder unterwegs ist, kann Ingwertropfen ins heiße Wasser träufeln. Sie sind rezeptfrei in der Apotheke erhältlich. Die Wirkung von Ingwer wurde in einer Studie brasilianischer Forscher der Universität in Belo Horizonte bestätigt. Dort hat man 60 Patienten mit episodischer Migräne im Akutfall zusätzlich zum Schmerzmittel mit Ingwerextrakt behandelt, die andere Gruppe bekam stattdessen das Schmerzmittel plus Placebo. Diejenigen, die den Ingwer erhielten, sprachen besser auf das Medikament an, hatten weniger Schmerzen und waren insgesamt besser ansprechbar. Aber Achtung: Ingwer kann bei Schwangeren vorzeitige Wehen auslösen.

Koffein: So manchen bewahrt ein Espresso mit Zucker oder eine Cola vor einer fiesen Migräneattacke. Wichtig bei der Cola: Nicht die Light-Variante nehmen, sondern bewusst die mit Zucker. Sie liefert dem Hirn Energie.

Magnesiumgranulat: Manchen Menschen hilft Magnesium zur Vorbeugung von Migräneanfällen. Und ab und zu bringt mir das Pulver, das der Körper direkt aufnimmt, auch vor einer Attacke Linderung. Das gibt es zum Beispiel in kleinen Tütchen für unterwegs.

Frische Luft: Klar, wer voll in einem Angriff von Erna drinhängt, mag überhaupt nicht an Bewegung denken. Doch bevor sie richtig loslegt, kann ein Spaziergang in der Natur das Sauerstoffdefizit ausgleichen und dem Gehirn neue Energie liefern.

MIGRÄNE-WEISHEIT NR. 9

Medikamente können dir schnelle Besserung bringen. Wichtig: Ein verantwortungsvoller Umgang damit und die Rücksprache mit dem Arzt! Triptane sparsam einsetzen, weil sie in manchen Fällen die Anfallshäufigkeit beeinflussen können. Achte allgemein darauf, die 10/20-Regel einzuhalten.

IM GESPRÄCH MIT DEM NEUROLOGEN UND KOPFSCHMERZEXPERTEN DR. MED. HOLGER KAUBE VOM NEUROLOGIE- UND KOPFSCHMERZ-ZENTRUM MÜNCHNER FREIHEIT

Was sind die häufigsten Fehler, die in der Akutbehandlung gemacht werden?
Aus meiner Erfahrung nehmen Patienten die Medikamente zu spät ein. Sie haben Angst vor zu viel Chemie im Körper und warten, bis es nicht mehr auszuhalten ist. Dadurch wirken Medikamente, die eigentlich eine hohe Trefferquote haben, nicht mehr so gut, weil bereits mehrere Stunden vergangen sind. Ein ähnlicher Fehler: Der Kopfschmerz ist ja nur leicht, also nehme ich etwas Leichtes. Dann wird es aber schlimmer, und man legt nach. Dann wird es ganz schlimm, und man bringt erst als Letztes das beste oder stärkste Medikament zum Einsatz.

Gibt es noch andere Fehler?
Manchmal passen Ärzte nicht genau auf, wenn ein Patient über seine Symptome spricht. Wenn er sagt, er hat Durchfall, ist ein Zäpfchen nicht die beste Idee. Viele Patienten haben Übelkeit oder Erbrechen. Es bringt nichts, eine Tablette einzunehmen, wenn man weiß, dass man eine halbe Stunde später erbrechen muss. So schnell kann sie sich nicht auflösen. Zäpfchen wären dann eine Alternative. Daneben gibt es moderne Migränemedikamente in Form von Nasen-

sprays oder Spritzen, die man sich selbst unter die Haut geben kann, wenn es einem sehr schlecht geht – wie bei einer Thrombose- oder Insulinspritze auch. Dazu braucht es keinen Arzt.

Einige Menschen haben Angst vor den »starken« Triptanen. Wie erklären Sie sich diesen Mythos, und was ist wirklich dran?
Triptane sind die wichtigste Gruppe von Migränemedikamenten bei stärkeren Attacken geworden. Das erste Triptan kam ungefähr 1990 auf den Markt. Es waren damals einfach sehr unglückliche Umstände, dass im Rahmen von investigativem Journalismus eine Fernsehsendung einen Beitrag brachte, gleich im ersten Jahr der Vermarktung, in der der Eindruck erweckt wurde, ein junger Mann habe von einem Triptan einen Herzinfarkt bekommen. Dabei spielte das Triptan gar keine Rolle. Es hat sich in das kollektive Gedächtnis von Ärzten, Apothekern und anderen im Gesundheitswesen eingebrannt. Nach dem Motto: Da ist doch was mit Triptanen, Herzinfarkt und Kreislauf oder Schlaganfall. Das hat sich nie bewahrheitet. Diese Medikamente erzeugen keine Herzinfarkte oder Schlaganfälle. Aber es bleibt diese Assoziation. Ich bekomme im Austausch mit anderen Ärzten und Apothekern mit, dass diese Vorurteile weiterhin bestehen. Einige Triptane sind rezeptfrei erhältlich, und der Apotheker fragt, ob man schon beim Arzt war, um die Migräne zu diagnostizieren. Wenn man nur schnelle Hilfe möchte, führt das zur Verunsicherung des Patienten.

Triptane sind also bedenkenloser, als man glaubt?

Ich halte sie für praktisch bedenkenlos. Wichtig ist: Auf dem Beipackzettel aller Hersteller steht, dass Patienten mit Verdacht auf oder nachgewiesenem Herzinfarkt oder Schlaganfall oder drohendem Herzinfarkt oder Schlaganfall diese Medikamente nicht einnehmen sollen. Das geht auf Sorgen zurück, die noch aus der Zeit vor der Entwicklung dieser Medikamente stammen – in Anlehnung an die Mutterkornalkaloide, die alten Ergotaminpräparate. Sie haben Kreislaufprobleme verursacht. Weil sie biochemisch ein bisschen das Vorbild für die Entwicklung der Triptane waren, hatte man Sorge, dass es diese Schwierigkeit geben kann. Patienten ohne eine Herzerkrankung oder einen Schlaganfall in der Krankengeschichte müssen deshalb aber keine Angst haben, ein Triptan könne einen Herzinfarkt auslösen. Bei Patienten mit einem Verdacht auf oder einer Vorgeschichte von Herzinfarkt oder Schlaganfall ist der Beipackzettel für den Arzt juristisch bindend. Er kann nach kardiologischer Untersuchung Ausnahmen machen, ist aber im Fall von Komplikationen in der Pflicht der Beweislastumkehr.

Kann man die Triptane in Gruppen einteilen?

Am schnellsten verschwindet das Sumatriptan in Spritzenform aus dem Blut. Es flutet schnell an und lässt dann nach. Unter den Tabletten verweilt das Naratriptan sehr lange, das die Patienten auch rezeptfrei kaufen können. Eine besondere Position nimmt das Frovatriptan ein, das über 24

Stunden wirkt, aber nicht unbedingt am geeignetsten ist für alle längere Formen von Migräneattacken. Es wirkt lange, dafür relativ langsam. Das bedeutet, dass die Patienten am Anfang ein bis zwei Stunden verlieren können, die sie für eine schnelle Schmerzfreiheit gebraucht hätten.

Viele denken, die Alternativen wie Aspirin, Ibuprofen und Co. wären milder. Stimmt das?
Stärkere und entzündungshemmende Schmerzmittel wie Aspirin, Ibuprofen, Diclofenac, Naproxen und andere wären die Alternative. Diese Medikamente sind für viele Patienten jedoch magenunfreundlich, lösen Sodbrennen oder Magenschmerzen aus. Patienten mit Magenschleimhautentzündungen oder die, die schon mal ein Magengeschwür hatten, sollen sie überhaupt nicht nehmen. Triptane sind bezogen auf die Verträglichkeit im Magen-Darm-Trakt gut, die entzündungshemmenden Schmerzmittel nicht unbedingt.

Kann sich die Migränecharakteristik durch zu häufige Triptaneinnahmen verändern?
Ja, diese Beobachtung mache ich bei einer kleinen Gruppe. Jeder zehnte Mensch, der Triptane einnimmt, erfährt eine schnelle und gute Wirkung, merkt aber, dass die Attacke am nächsten Tag noch mal kommt. Was vorher mit anderen Medikamenten nicht zutraf. Somit hätte sich durch das Triptan der Verlauf der Attacke geändert. Man muss schauen, ob man mit dem Triptan einen weiteren Tag behandelt oder die Strategie ändert.

Heißt: Es empfiehlt sich ein Gegentest mit einem anderen Medikament? Denn es gibt ja grundsätzlich lange Attacken über mehrere Tage, wo das mit jedem Medikament passieren könnte.
Genau, das betrifft insbesondere Frauen, meistens kurz vor der Periode, da diese Attacken sowieso mehr als einen Tag dauern. Da würde die Attacke, egal was man für ein Schmerzmittel einnimmt, wahrscheinlich so viele Tage andauern, wie sie sonst auch dauert, aber durch das Medikament wirksam für 24 Stunden unterbrochen – sie taucht jedoch wieder auf. Wenn ich weiß, dass meine Attacke mit Ibuprofen zwei bis drei Tage dauert, wird sie auch mit einem Triptan nicht weniger lange dauern. Nur in seltenen Fällen – ich denke weniger als jeder zehnte Patient ist davon betroffen – wird die Attacke durch die Einnahme eines Triptans einen Tag länger dauern, als es der Patient sonst gewohnt ist.

Wie unterscheidet man, ob es Migräne wird oder nur eine normale Kopfschmerzepisode?
Zu Beginn einer Migräneattacke fühlt sich der Kopfschmerz meist an wie ein Spannungskopfschmerz – er pocht nicht, pulsiert nicht und wird bei körperlicher Anstrengung oder Sport nicht stärker. Wenn ein Patient bemerkt, dass die Kopfschmerzen stärker werden, kann er einen Schütteltest machen. Er wackelt mit dem Kopf hin und her, als ob er vehement Nein sagen würde. Wenn man feststellt, dass das Gehirn nachschwappt – manche würden das mit einem starken Katerkopfschmerz vergleichen – kann man davon

ausgehen, dass sich dieser Kopfschmerz in den nächsten Stunden in eine Migräne weiterentwickeln wird. Es ist die Handschrift oder die Signatur der Migräne, dass sie bei körperlicher Anstrengung oder Erschütterung schlimmer wird.

WENN EIN PATIENT BEMERKT, DASS DIE KOPFSCHMERZEN STÄRKER WERDEN, KANN ER EINEN SCHÜTTELTEST MACHEN.

Was halten Sie von der Migräneampel, die besagt mit einem entzündungshemmenden Schmerzmittel anzufangen und in nächster Stufe auf das Triptan zu wechseln?
Wenn Patienten den Schütteltest in die Selbstbeobachtung miteinbeziehen, können sie schnell entscheiden, ob es überhaupt Migräne wird. In diesem Fall ist es nach meiner Erfahrung sinnvoll, die Zwischenstufe mit dem entzündungshemmenden Schmerzmittel wegzulassen und direkt das Triptan einzunehmen. Wenn der Schmerz nicht schüttelempfindlich ist, kann man ein NSAR einnehmen. Dann ist die Steigerung zum Triptan gar nicht nötig.

Die 10/20-Regel besagt, an nicht mehr als zehn Tagen im Monat Schmerzmedikamente zu nehmen. Viele kratzen an dieser Grenze oder sind sich nicht sicher, wenn sie schon

einige Tage auf dem Konto haben, ob sie etwas nehmen sollen. Wie trifft man am besten solche Entscheidungen?
Wenn Patienten anfangen, über die 10/20-Regel nachzudenken, sind sie Kandidaten für eine Migräneprophylaxe. Mit einer entsprechenden Therapie sollten sie so wenig Attacken haben, dass sie nicht in den Bereich der 10/20-Regel kommen. Eigentlich ist die Regel nur für Triptane und für Mischschmerzmittel entwickelt worden. Für die Einnahme von Ibuprofen gibt es diese Regel nicht, trotzdem rate ich nicht dazu, Schmerzmittel regelmäßig einzunehmen. Es tut den Patienten nicht nur weh, sondern sie erleben sich immer wieder in der Rolle eines Opfers ihrer Migräne, weil sie sich nicht trauen, noch einmal ein Schmerzmittel einzunehmen. Dadurch sind sie eingeschränkt, verunsichert und erleiden im Zweifelsfall vermeidbaren Migräneschmerz.

Muss ich mir Sorgen machen, wenn ich an vier bis fünf Tagen im Monat Schmerzmittel nehme?
Wenn ein Patient an drei, vier, fünf oder sechs Tagen im Monat Migräne hat, ist die Wahrscheinlichkeit sehr niedrig, dass daraus eine häufigere Migräne entsteht. Wichtig ist die Selbstbeobachtung und im ärztlichen Gespräch die Nachfrage, ob es einen Trend gibt. Wenn der Patient sagt, im letzten halben Jahr hat es sich von drei auf acht Tage Kopfschmerzen im Monat gesteigert, geht es darum hinzuhören, inwieweit sich die Lebensumstände des Menschen geändert haben – Partnerschaft, Arbeitsplatz, Extrabelastungen oder

andere körperliche Erkrankungen, die die Migräne häufiger auftreten lassen können.

Es gibt sicherlich auch mal Ausreißer, oder?
Es ist sehr wichtig, das anzusprechen. Nicht immer, wenn sich etwas verschlechtert, ist es der Beginn eines Trends. Viel wahrscheinlicher ist, dass es einen benennbaren vorübergehenden Grund gibt. Häufig zum Beispiel ein grippaler Infekt oder eine Durchfallerkrankung.

Wie geht man bei langen Attacken mit Wiederkehrkopfschmerzen um?
Der Umgang mit Attacken, die länger als einen Tag andauern, ist nicht ganz einfach. Verschiedene Wege können richtig sein. Ein häufiger Grund, warum eine Attacke länger dauert: Man hat die Schmerzmittel zu spät eingenommen. Die einfachste Gegenmaßnahme: sie früher einnehmen. Wenn eine Attacke drei oder vier Tage andauert – das ist oft bei der menstruellen Migräne der Fall – muss ich davon ausgehen, dass die gute Behandlung des ersten Tags nicht für alle ausreichen wird. Es gibt die Möglichkeit, die Triptane an jedem dieser Tage einzusetzen. Vorausgesetzt, das führt nicht dazu, dass diese Attacken von Monat zu Monat immer länger werden. Man kann versuchen, mit einem Triptan zu beginnen und mit einem entzündungshemmenden Schmerzmittel nachzulegen. Am Anfang das Triptan und an den Folgetagen versuchen, nur mit Naproxen zurechtzukommen. Auf dem Beipackzettel der Triptane steht, dass man sie nur drei Tage

in Folge einnehmen soll. Das ist kein Sicherheitshinweis, sondern deutet darauf hin, dass es, wenn es drei Tage nicht ausreichend funktioniert hat, am vierten oder fünften Tag auch nicht funktionieren wird. Das heißt, der Patient bräuchte einen Strategiewechsel. Es wäre die Kombination von Triptanen und entzündungshemmendem Schmerzmittel.

Sollte man das Triptan und entzündungshemmende Schmerzmittel hintereinander nehmen oder beide gleichzeitig?
Je nachdem, womit der Patient besser zurechtkommt. Wenn ich weiß, dass ich mit einem Triptan für einen Tag nicht hinkomme, weil es am Folgetag zu einer Wiederkehr der Migräne kommt, würde ich empfehlen, das Triptan und das entzündungshemmende Schmerzmittel gleichzeitig einzunehmen. Wenn das nicht reicht, um den zweiten Tag zu berücksichtigen, kann er das entzündungshemmende Schmerzmittel am ersten Tag noch mal nehmen, um die Wiederkehrkopfschmerzen in der Nacht zu verhindern. Die Kombination von Triptanen und entzündungshemmenden Schmerzmitteln ist biologisch sinnvoll. In den Vereinigten Staaten gibt es zum Beispiel eine fixe Kombination eines Triptans mit einem Entzündungshemmer, die die Patienten als eine Tablette einnehmen. Das braucht aber nicht jeder.

Wäre ein besonders langwirksames Triptan eine weitere Lösung?
Mit einer Ausnahme liegt die Halbwertzeit, also die Zeit, in der der Stoff im Blut eine Rolle spielt, zwischen zwei und

sechs Stunden. Es gibt eine Substanz, das Frovatriptan, das eine Halbwertzeit von 26 Stunden hat. Das lässt sich allerdings nicht automatisch in die erwartbare Zeit von Schmerzfreiheit übersetzen. Die Halbwertzeit gibt eine grobe Richtung, welche Triptane länger oder kürzer wirken.

Wie ist es, wenn man sich direkt nach einer Tabletteneinnahme übergeben muss?

Bei einem sehr frühen Erbrechen, fünf oder zehn Minuten nach Einnahme, kann man davon ausgehen, dass die Tablette sich noch gar nicht aufgelöst hat und nicht aufgenommen wurde. Daher darf der Patient eine weitere nehmen, wenn ihm nicht immer noch speiübel ist. Für die Zukunft würde das bedeuten, zusätzlich etwas gegen die Übelkeit zu tun oder von Tabletten auf Nasenspray, Zäpfchen oder Spritze zu wechseln.

Woran erkennt man den Medikamentenübergebrauchs-Kopfschmerz, und was sollte man unternehmen?

Rein formal liegt ein Übergebrauch vor, wenn Medikamente zu oft eingenommen werden. Bei den entzündungshemmenden Schmerzmitteln 15 Tage oder mehr, bei den Triptanen an zehn Tagen oder mehr. Das ist jedoch eine reine Beschreibung des Problems. Der Verdacht auf einen Medikamentenübergebrauchs-Kopfschmerz kommt aus der Schilderung eines Patienten, wenn er erzählt, dass er mehr als zehn- oder 15-mal, häufig und mindestens jeden zweiten Tag im Monat Schmerzmittel braucht, um mit den Kopfschmerzen zurechtzukommen. Es spielt bei der Anzahl der Einnahmen eine Rolle, wie es sich über den Monat verteilt. Es gibt Frauen, die durch ihre Hormonschwankungen während der Periode so betroffen sind, dass sie vor der Periode, mittendrin und danach an zwölf bis 15 Tagen migräneartige Kopfschmerzen haben und Medikamente einnehmen, die restlichen Tage des Zyklus aber keine Schmerzmittel brauchen. Man nimmt zwar formal zu viele Schmerzmittel ein, hat jedoch keinen klassischen Schmerzmittelübergebrauchs-Kopfschmerz, denn 15 oder mehr Tage braucht das Gehirn keine Tabletten. Viel verdächtiger ist es, wenn im Kopfschmerzkalender das Muster ziemlich dicht ist: Im Schnitt eine Einnahme jeden zweiten Tag oder öfter. Der Medikamentenübergebrauchs-Kopfschmerz, der meist aus einer Migräne entsteht, fühlt sich für den Patienten genauso wie Migräneattacken an. Die Schmerzen sind bewegungs- und erschütterungsabhängig, werden durch Sport schlimmer, den Patienten ist übel, Erbrechen muss nicht vorliegen, sie sind empfindlich für helles Licht, laute Geräusche und starke Gerüche. Vom Typ des Kopfschmerzes ist er nicht von der Migräne zu unterscheiden. Wenn Patienten sagen, wie oft sie Schmerzmittel brauchen, entsteht die Idee, dass es zu viele Tabletten sind.

Ist ein Entzug nötig oder eine Prophylaxe?

Bevor man dem Patienten einen Übergebrauch bescheinigt, der ja immer wie ein Fehlverhalten anmutet, sollte man sich zusammensetzen, seit wann das Problem besteht. Hat es sich über Jahre peu à peu aufgebaut, oder ist es eher wie eine Welle über den Patienten hereingebrochen. Wenn ich zum Beispiel jahrelang nur zwei, drei Tage Migräne im Monat hatte und seit drei Monaten fast jeden Tag, dann ist etwas passiert. Das ist nicht darauf zurückzuführen, dass der Patient plötzlich Lust hatte, mehr Schmerzmittel einzunehmen.

Man sollte ohnehin wissen, dass weder die entzündungshemmenden Schmerzmittel noch die Triptane ein Abhängigkeitspotenzial im psychiatrischen Sinn hätten – so wie Alkohol, Heroin oder Kokain. Diese Tabletten haben keine euphorisierende Wirkung. Sie werden nur von Patienten eingenommen, um ihre Funktionsfähigkeit im Alltag aufrechtzuerhalten. Rauschdrogen werden eingenommen, um dem Alltag zu entfliehen, Kopfschmerztabletten, um dem Alltag standzuhalten. Wenn sich das schon seit Jahren eingeschlichen hat, sollte der Patient eine Medikamentenpause einlegen. Das lässt sich oft zu Hause bewerkstelligen. Unter Begleitmedikamenten, die der Arzt den Patienten aufschreibt, sollten sie zehn Tage auf Triptane verzichten. Schließlich setzt man sich zusammen, um zu sehen, welches neue Muster sich nach der Pause einstellt.

(Stand: September 2019)

Take it day by day.

Stay strong.

Choose joy.

DAMIT ERNA GAR NICHT ERST SO OFT VORBEIKOMMT: VORBEUGENDE MEDIKAMENTE

»Haben Sie mal an eine medikamentöse Migräneprophylaxe gedacht?«, fragte mich mein Neurologe, als ich noch in Stuttgart wohnte. In meiner Fantasie sah ich plötzlich ganz viele bunte Pillen – rosa, blau, grün – durch die Luft tanzen. Medikamentöse Prophylaxe bedeutet im Fall von Migräne: eine vorbeugende Therapie mit Medikamenten, damit die Migräne nicht so häufig auftritt, wie sie es normalerweise tut. Meine erste Reaktion darauf: Jeden Tag Medikamente schlucken? Bähhhh, so viel Chemie? Das muss wirklich nicht sein. Etwas pikiert verließ ich sein Sprechzimmer und war genervt. Ich fühlte mich zugleich ein bisschen wie der Pinguin, den man aus Cartoon-Zeichnungen kennt, der das Schild »Ich bin dagegen« hochhält. Sprich: Hin- und hergerissen. Ja, ich erhoffte mir irgendeine Besserung meiner häufigen Migräneattacken, die zu der damaligen Zeit rund dreimal im Monat auftraten. Nur wenn mir jemand mit Medikamenten um die Ecke kam, fand ich das grundsätzlich erst mal doof. Auf die nichtmedikamentösen Möglichkeiten gehe ich übrigens im nächsten Kapitel ein.

Tatsächlich kam ich in den Genuss eines Privilegs: Mein Arzt informierte mich wenigstens, dass es diese Möglichkeit gibt. Eine Repräsentativbefragung der Deutschen Migräne- und Kopfschmerzgesellschaft in Deutschland aus dem Jahr 2018 zeigt, dass wenige Patienten die Prophylaxemöglichkeiten ausschöpfen. Weniger als die Hälfte (43 Prozent) erhalten beim

Hausarzt oder Internisten entsprechende Informationen, beim Facharzt sind es auch nur 57 Prozent.

Nach längerem Überlegen kam ich zu dem Schluss: Okay, man kann dem Ganzen eine Chance geben. Zumal es besonders für Migränepatienten, die unter normalen Umständen am Limit der 10/20-Regel kratzen würden, eine vielversprechende Option ist. Mithilfe von vorbeugenden Maßnahmen können sie die Anzahl der Tage senken, an denen sie Schmerzmittel einnehmen müssen. Beim Knacken der zehn Tage im Monat über einen Zeitraum von mindestens drei Monaten gehen sie ja sonst das Risiko ein, einen durch diese Medikamente ausgelösten Kopfschmerz zu bekommen und sich damit im Teufelskreis wiederzufinden. Daneben soll mithilfe einer Prophylaxe nicht nur die Häufigkeit der Migräneanfälle zurückgehen, sondern auch die Dauer sowie die Intensität abgeschwächt werden. Als Ziel für eine Prophylaxe gilt meist, die Anfallshäufigkeit um 50 Prozent zu mindern.

Wann kommt eine Prophylaxe infrage?

Vielleicht hast du sowieso keine Probleme mit der 10/20-Regel und fragst dich trotzdem: Woher weiß ich denn, ob ich ein Kandidat für eine vorbeugende Behandlung bin? Denn mal ehrlich: Von weniger Attacken im Monat und milderen Verlaufsformen träumen wir doch alle, oder? Über eine medikamentöse Prophylaxe sollte man nachdenken, wenn einer oder mehrere der folgenden Punkte zutreffen:

- Drei oder mehr Migräneanfälle im Monat, die nach eigenen Kriterien die Lebensqualität mindern. Sprich: Man liegt zum Beispiel bei jedem dieser drei Anfälle drei Tage im Bett und fällt bei der Arbeit aus. Hier ist auch die Anzahl der Schmerztage ein guter Indikator. Wenn man regelmäßig an der 10/20-Regel kratzt, sollte eine Prophylaxe in Betracht gezogen werden.
- Wenn die Anfälle relativ lange dauern. Normalerweise geht man von vier bis maximal 72 Stunden aus. Kämpft man oft länger als drei Tage am Stück mit Migräne, ist es womöglich Zeit für eine Prophylaxe.
- Die Akutbehandlung (zum Beispiel Triptane) wirkt schlecht, gar nicht oder ruft so starke Nebenwirkungen hervor, dass man diese nicht akzeptieren will.
- Bei einer Steigerung der Anzahl der Schmerztage oder wenn man bereits über die genannten zehn Tage mit Akutmedikamenteneinnahme liegt.

Bei mir war das Kriterium insofern erfüllt, dass ich drei Attacken im Monat hatte und meine Anfälle meist 72 Stunden dauerten. Und damit meine Lebensqualität stark einschränkten. Ich habe mich auf eine medikamentöse Prophylaxe eingelassen – mit entsprechend hohen Erwartungen. Den Anfang machte bei mir eine Behandlung mit Betablockern, die bei der Migräneprophylaxe zu den Medikamenten der ersten Wahl gehören. Eigentlich wurden sie dafür entwickelt, Bluthochdruck zu senken. Zufällig entdeckten die Forscher, dass sie einen positiven Effekt auf die Migränehäufigkeit haben können. Das ist übrigens den meisten Prophylaxemedikamenten gemein, dass sie ursprünglich für einen anderen Zweck gedacht waren und man eher nebenbei feststellte, dass sie bei Migräne zu gebrauchen sind (außer die neuen CGRP-Antikörper, die spezifisch gegen Migräne entwickelt wurden und eigens im Kapitel »Captain Future« vorkommen). Ich erinnere mich genau, wie entsetzt Freunde reagierten, wenn ich erzählte, dass ich nun jeden Tag Betablocker nehme – obwohl ich keinen Bluthochdruck habe. Ganz im Gegenteil, mir macht eher mein niedriger Blutdruck zu schaffen. Meine Antwort auf die Empörung: Lieber nehme ich – wohlgemerkt in niedriger Dosierung – jeden Tag Betablocker, um nur eine klitzekleine Hoffnung auf weniger Migräneanfälle zu haben, als andauernd Schmerzmedikamente zu futtern, die nicht den gewünschten Effekt bringen.

Die gute Nachricht: Meine Mutter probierte daraufhin die Behandlung in Absprache mit ihrem Arzt aus und hatte wesentlich weniger Attacken. Sie feierte sozusagen ihre Wiedergeburt, lag sie sonst doch fast jedes Wochenende flach. Die schlechte Nachricht: Bei mir hatten die Betablocker leider nicht die erhoffte Durchschlagskraft. Statt weniger Attacken zu haben, war ich ständig müde. Offenbar harmonierten mein niedriger Blutdruck und die Betablocker nicht.

Damit es klappt

Wie ein Prophylaxemedikament zu mir passt, ist ein Punkt, der nicht zu unterschätzen ist. Denn wie bei der Akutmedikation muss auch hier sozusagen der Topf seinen passenden Deckel finden. Je nachdem ob ich unter anderen Krankheiten leide und wie sich die Nebenwirkungen der einzelnen Prophylaxemittel auswirken, passen sie besser oder schlechter zu mir. Die Absprache sollte deshalb immer individuell mit einem Arzt erfolgen. Zudem sollte man viel Geduld haben. Eine Therapie dauert meist sechs bis zwölf Monate. Erste Effekte sind laut Experten nach zwei bis acht Wochen zu erwarten. Laut der aktuellen Leitlinie der Deutschen Kopfschmerzgesellschaft sollte zwei Monate nach Erreichen der Enddosis eine Verbesserung zu spüren sein, sonst wird mit dem Arzt besprochen, wie man weitermachen will.

Darüber hinaus unterscheiden sich die einzelnen Präparate darin, wie ihre Wirkung bisher wissenschaftlich nachgewiesen wurde. Entsprechend gibt es Medikamente mit sogenannter hoher Evidenz und geringerer Evidenz. Hohe Evidenz bedeutet nichts anderes, als dass die Wirkung durch Studien ausreichend belegt ist. Im Umkehrschluss heißt das nicht, dass Präparate mit geringerer Evidenz nicht wirksam sein können. Hier ist die Forschung nur nicht so fortgeschritten, oder es gibt Studien, die eine Wirkung nicht ausreichend belegen konnten.

Als erfahrene Migränepatientin bin ich in diesem Punkt der Meinung: Probieren geht über Studieren. Jeder Mensch reagiert anders auf Medikamente. Unsere Körper sind individuell. Deshalb ist eine angemessene Dosierung wichtig. Fällt diese zu gering aus, kann die Prophylaxe nicht den gewünschten Erfolg bringen. Zur Kontrolle eignet sich das von mir vorher angepriesene Kopfschmerztagebuch oder eine entsprechende App. Und Vorsicht: Setze deine Erwartungen nicht zu hoch!

Prophylaxemedikamente heilen eine Migräne nicht, aber sie können die zeitlichen Abstände zwischen den Attacken verlängern. Weder zu viel Optimismus noch zu viel Skepsis bringen dich weiter. Betrachte realistisch anhand deines Kopfschmerztagebuchs, ob die Therapie hilft oder nicht – ohne Wunschdenken. Wichtig: Ob und welche Medikamente in Schwangerschaft und Stillzeit infrage kommen, muss der Arzt klären.

Prophylaxemedikamente mit guter Evidenz

Die folgende Liste ist angelehnt an die Leitlinien für Diagnostik und Therapie in der Neurologie von 2018 (Auswahl).

- Betablocker (Blutdrucksenker, die Wirksamkeit von Propranolol und Metoprolol ist mit jeweils mehr als 50 Studien belegt, mögliche Nebenwirkung: Müdigkeit, Schwindel, Kältegefühl in Gliedmaßen etc.)
- Flunarizin (ein Kalziumantagonist als Alternative, wenn Betablocker kontraindiziert sind; mögliche Nebenwirkung: Gewichtszunahme, depressive Verstimmung etc.)
- Topiramat (wird auch in der Therapie von Epilepsie verwendet, bei Migräne niedriger dosiert, mögliche Nebenwirkungen: Gedächtnis- und Konzentrationsstörungen, Gewichtsreduktion, Kribbeln in den Händen und Füßen, Haarausfall etc.)
- Amitriptylin (Antidepressiva mit belegter Wirkung, diverse Nebenwirkungen wie Müdigkeit, Schwindel, trockener Mund, Sehstörungen etc.)

- Valproinsäure (Wirksamkeit belegt, aber sehr überlegter Einsatz zu empfehlen aufgrund der ausgeprägten Nebenwirkungen, bei Kindern und Jugendlichen kam es zu Leberfunktionsstörungen, das Mittel darf wegen der teratogenen Eigenschaften bei Frauen im gebärfähigen Alter nur nach Aufklärung über eine sichere Verhütung verordnet werden, nur als Reservesubstanz einzuordnen)
- Onabotulinumtoxin A (Botox) (nur zugelassen bei chronischer Migräne, also mehr als 15 Schmerztage im Monat, muss von einem Neurologen oder Schmerztherapeuten angewendet werden)

Prophylaxemedikamente mit geringerer Evidenz

Ebenfalls angelehnt an die Leitlinien für Diagnostik und Therapie in der Neurologie von 2018 (Auswahl).

- Magnesium (kann in hoher Dosierung zu Durchfall führen)
- Magnesium plus Vitamin B2 plus Coenzym Q10 (als diätetisches Lebensmittel erhältlich, reduziert laut Studien im Vergleich zu Placebo die Schwere, aber nicht die Häufigkeit der Migräneattacken)
- ACE-Hemmer (Lisinopril; Nebenwirkungen wie Husten oder Schwindel möglich, im Vergleich mit Placebo Wirksamkeit signifikant belegt)

- Sartane (Candesartan; es fehlen große Dosis-Wirkungs-Studien, die Wirksamkeit ist in kleinen Studien jedoch belegt im Vergleich zum Placebo und im Vergleich mit dem Betablocker Propranolol)

Exkurs: Vitamin D

Vitamin D wird in den Leitlinien zur Behandlung von Migräne wenig Beachtung geschenkt. Eine iranische Studie der Universität Teheran aus dem Jahr 2018 konnte jedoch belegen, dass Menschen mit Migräne oft ein niedrigeres Vitamin-D-Level haben als gesunde Menschen. Ob die zusätzliche Gabe von Vitamin D einen positiven Effekt auf die Migräne haben kann, muss in weiteren Studien untersucht werden. Befrage dazu deinen Arzt!

Meine Erfahrung mit Prophylaxe-Medikamenten

Eines vorweg: Lass dich nicht zu sehr von der Einteilung in Medikamente mit guter Evidenz und geringerer Evidenz verwirren. Zwar raten Ärzte natürlich dazu, erst die mit einer guten wissenschaftlichen Studienlage auszuprobieren. Dem will ich gar nicht widersprechen. Dabei sollte man allerdings die Topf-Deckel-Thematik nicht unterschätzen: Das Medikament muss zu dir und deinen Bedürfnissen passen. Ich hatte ja bereits beschrieben, dass ich mit Betablockern meinen ersten Prophylaxeversuch gestartet habe. Sie passten einerseits nicht zu mir, weil mein Blutdruck dadurch noch mehr im Keller war als ohnehin. Zum anderen hatten sie nicht die gewünschte Wirkung.

An die anderen Medikamente aus der Kategorie mit guter Evidenz habe ich mich bisher nicht herangetraut. Warum? Na ja, sie sollen eigentlich gegen Kopfschmerzen helfen, doch bei mir löste das Studium der Nebenwirkungen schon Panik aus. Kein guter Start in eine erfolgreiche Prophylaxe, wenn man vorher daran zweifelt. Deshalb habe ich meine Strategie etwas angepasst. Mein Motto lautet: Ich probiere erst, was ich für mich für gut verträglich halte, danach kann ich auf die anderen Medikamente ausweichen. Eine individuelle Entscheidung, die jeder für sich treffen muss.

Nach dem Test mit verschiedenen Betablockern (Propranolol, Metoprolol) habe ich meine Hoffnung in Magnesium gesteckt. Nicht etwa die bunten Brausetabletten aus dem Drogeriemarkt, sondern gepresstes Magnesium aus der Apotheke – und das in hoher Dosierung. Empfohlen werden in der aktuellen Leitlinie zweimal 300 Milligramm am Tag. Dabei ist es möglich, dass man es bei dieser Menge mit Montezumas Rache zu tun bekommt. Na ja, Durchfall eben. Und das kann auf die Dauer ganz schön unangenehm werden. Meine Erna hat mir deutlich zu spüren gegeben, dass sie kein Fan von Magnesium ist. Ich hatte ständig Durchfall und leider keinen weiteren Effekt.

Und dann gibt es noch den Piña colada unter den Magnesiumpräparaten. Damit meine ich den Mix aus Magnesium, Vitamin B2 und Coenzym Q10. Diese Rezeptur wurde mir von einer Freundin empfohlen, die damit guten Erfolg hatte. Leider ohne eine Wirkung bei mir – nach mehreren Monaten Einnahme. Im Übrigen könnte man sowohl pures Magnesium als auch die Mischung mit Vitamin B2 und Coenzym Q10 in die Gruppe der nichtmedikamentösen Prophylaxe einschließen. Schließlich sind es eher Nahrungsergänzungsmittel. Ich halte mich in diesem Punkt an die Leitlinien von DMKG und DGN, die sie zur medikamentösen Prophylaxe zählen.

Insgesamt ist wichtig, dass man sich mit der Prophylaxe-Methode wohl fühlt und der Arzt dich dazu gut beraten hat. Zum Beispiel zu Nebenwirkungen, Wechselwirkungen und wie sie zu deiner Lebenssituation passen. Was man sich vielleicht in Erinnerung rufen sollte: Die Prophylaxe nimmt man ja auch nicht sein ganzes Leben lang ein, sondern sie ist eine vorübergehende Möglichkeit, die Attackenfrequenz zu senken, die Dauer der Migräneattacken zu reduzieren oder die Schwere der Attacken zu beeinflussen.

Außerdem wird bei den Prophylaxe-Medikamenten nicht nur nach guter und geringerer Evidenz unterschieden, sondern auch ob es sich um episodische oder chronische Migräne handelt. Auch hier hilft dir dein Arzt weiter, wie die individuelle Behandlung aussehen kann. Womit wir wieder bei der Topf-Deckel-Thematik angekommen wären.

Was das bedeutet? Nicht in Schubladen denken und selbst ausprobieren! Die allgemeine Empfehlung: Die beste Wirkung entfaltet sich meist, wenn man medikamentöse mit nichtmedikamentösen Prophylaxen kombiniert. Wie eine Vorbeugung ohne Medikamente aussehen kann, erfährst du im nächsten Kapitel.

MIGRÄNE-WEISHEIT NR. 10

Eine medikamentöse Prophylaxe kann dir helfen, deine Schmerztage pro Monat zu reduzieren. Sie sollte individuell auf dich abgestimmt sein. Es gibt Medikamente mit guter Evidenz und welche mit geringerer. Das heißt nicht, dass die mit geringerer Evidenz nicht wirksamer sein können als die mit guter Evidenz.

Stop overthinking.

Don't ignore your own potential.

Good things take time.

WIE? ES GIBT KEINE ZAUBERPILLE? VORBEUGENDE THERAPIEMETHODEN OHNE MEDIKAMENTE

Manchmal begegne ich diesem tollen Typen mit einem Umhang aus rotem Samt. Er hat lange graue Haare, einen Bart und einige Falten. Stell ihn dir so ein bisschen wie den Druiden Miraculix aus »Asterix und Obelix« vor. Dieser gute Mann steht vor mir, legt seine Hand auf meine Schulter und reicht mir die andere Hand, in der eine Pille liegt. Sie glitzert, sie funkelt, sie leuchtet. So schön, dass sie ein Diamant sein könnte. Wenn diese Zauberpille meine Migräne wirklich heilen könnte, wäre sie nicht mit Geld aufzuwiegen. Es sind so viele Stunden meines Lebens und so viele schöne Momente, die ich mit dieser Zauberpille in Zukunft nicht mehr missen müsste, weil Erna sie mir nicht mehr klauen könnte. Ich greife nach der funkelnden Pille und will sie in den Mund nehmen und dann ...

Bäääääm. Ich sitze senkrecht im Bett, starre meinen Schrank an und muss mich kurz orientieren, wo ich bin. Draußen ist es dunkel, durch das Fenster leuchtet die Straßenlaterne herein. Ich habe geträumt. Wie so oft. Ich habe mal wieder die Illusion gehabt, es gäbe da diese eine Pille, die ich einmal schlucken muss, um Erna ein für alle Mal loszuwerden.

Es ist ein Wunsch, den viele Menschen mit häufigen Migräneattacken haben. Bei einem Knochenbruch werde ich oft operiert und muss danach einige Zeit zur Krankengymnastik. Der Knochen heilt aber von selbst und bricht nicht jeden Monat an derselben Stelle. Bei einer Erkältung harre ich einige

Tage aus und nehme Medizin, wenn es ganz heftig ist. Spätestens nach einer Woche hat der Husten und das lästige Halskratzen ein Ende. Klar, man kann sich mehrmals im Jahr erkälten. Aber es ist unwahrscheinlich, dass es alle zwei Wochen passiert.

Bei Migräne gibt es derzeit zwar Medikamente, die dabei helfen, die Attackenhäufigkeit zu senken, aber keine Zauberpille, die uns für immer erlöst. Selbst wenn man Artikel mit Überschriften liest wie »Mit diesen fünf Schritten werden Sie Ihre Migräne los« gibt es kein Universalrezept für alle, die mit Erna leben. Ich will dir damit nicht die Hoffnung nehmen, sondern Motivation dafür mit auf den Weg geben, dich selbst einzubringen und nicht passiv auf eine Heilung zu warten. Mit etwas Eigeninitiative kannst du vielleicht eine Besserung bewirken. Und hey, jeder Tag ohne Migräne ist besser als jeder, der für die Tonne ist.

Warum ich dir das alles ausgerechnet an dieser Stelle des Buchs erzähle? Natürlich, weil ich mir etwas dabei denke. In diesem Kapitel will ich dir nämlich die verschiedenen Möglichkeiten der Migräneprophylaxe aufzeigen, die man ohne die Einnahme von Medikamenten hat. Im Grunde geht es darum, die Erregbarkeit der Gehirnzellen herabzusetzen. Freilich erfordern sie alle etwas mehr Zeit und Eigeninitiative, als eine Tablette zu schlucken und darauf zu hoffen, dass es besser wird. Dieser Aufwand ist es aber meistens wert.

Progressive Muskelentspannung nach Jacobson

Der Jacob und ich, wir kennen uns schon eine ganze Weile. Wir führen sozusagen eine On-and-Off-Langzeitbeziehung. Wie das heutzutage in einigen Partnerschaften so läuft. Manchmal ist es sogar eine Hass-Liebe. Nein, im Ernst: Die Progressive Muskelentspannung nach Jacobson (PMR) wurde mir bereits vor zehn Jahren von meinem damaligen Neurologen ans Herz gelegt. Damals war ich Anfang 20 und konnte mir nicht vorstellen, 20 Minuten dazuliegen und mich zu entspannen. Ich habe mich dann also in einem Kurs der Volkshochschule Stuttgart angemeldet, um wirklich dabeizubleiben und mich selbst etwas zu motivieren. Ich erinnere mich genau, wie ich im Stuhlkreis mit anderen dasaß und versucht habe, mir einzureden, dass alles nur zu meinem Besten sei. Ich glaube, ich war damals nicht reif genug für diese Entspannungstechnik. Geschweige denn für den Stuhlkreis, haha.

Was soll ich sagen, der Jacob und ich haben den Kontakt zunächst auf null reduziert. Erst mein ehemaliger Verhaltenstherapeut hat mich ungefähr sechs Jahre später darauf aufmerksam gemacht, wie wirksam die Muskelentspannung nach Jacobson in der Migräneprophylaxe sein kann. Studien belegen, dass Entspannungsverfahren wie PMR die Migränehäufigkeit um 35 bis 45 Prozent reduzieren kann – das liegt auf dem gleichen Level wie die Wirkung des Betablockers Propranolol. Klar, Entspannungstraining beansprucht etwas mehr Zeit im Alltag.

SO SIEHT MEIN DATE MIT JACOB AUS

Wie das jetzt genau funktioniert? Das Prinzip ist denkbar einfach: Man spannt eine Muskelgruppe nach der anderen an und lässt wieder los. Dadurch entsteht ein Entspannungseffekt im Körper. Man beginnt beispielsweise mit den Händen und arbeitet sich über die Schultern, das Gesicht und den Bauch bis hin zu den Beinen. Zu Beginn empfiehlt es sich, mit einer Anleitung zu üben, die man beispielsweise bei YouTube, Spotify oder als Audio-CDs im Internet finden kann. Ich habe mittlerweile etwas Übung und genieße mein Date mit Jacob mit für mich angenehmer Hintergrundmusik. Dafür habe ich mir eigens eine Playlist erstellt.

Ebenfalls ein hilfreicher Trick: Ich gönne mir die 20 Minuten Jacobson täglich, nachdem ich morgens aus der Dusche steige. Sonst verschiebe ich den Wellnesstermin mit mir selbst sowieso andauernd nach hinten und habe am Ende des Tages nix gemacht. Wer schlecht einschlafen kann, legt die Jacobson-Session auf den Abend. Die Regelmäßigkeit ist hier entscheidend. Einmal am Tag sollte schon drin sein. Am Anfang hatte ich sogar die Aufgabe, PMR gleich zweimal am Tag zu üben.

Ob es mir hilft? Ganz eindeutig kann ich es nicht sagen, da ich nebenher oft mit anderen Prophylaxemethoden herumprobiert habe und mein Alltag durch meinen Job als selbstständige Journalistin wirklich nie gleich verläuft. Es gibt zu viele Variablen, die meine Migräne beeinflussen, als dass ich eine klare Versuchsanordnung hätte. Aber: Entspannung kann nicht schaden und ist auch für meine sonstigen Zipperlein wie Neurodermitis, Nackenverspannungen und Co. sicher nicht verkehrt. Zumal ich mich oft ertappe, wie ich mit meinem Hirn voranstürme und der Rest meines Körpers gar nicht hinterherkommt. So trainiere ich meine Gelassenheit. Und ich merke tatsächlich öfter als früher, wenn ich verkrampft im Auto sitze, die Schultern am Schreibtisch hochziehe oder auf der Couch mal wieder verknotet daliege.

Meditation

Sie ist der Trend unserer Zeit. Und ich gebe zu, es klingt cooler zu sagen »Ich meditiere täglich« als »Ich mache jeden Tag Progressive Muskelentspannung nach Jacobson« – wobei die PMR ebenfalls eine Art Achtsamkeitsmediation ist. Meditation klingt nicht nur cool, sie ist es auch. Die Datenlage ist zwar spärlich, aber es ist ja kein Geheimnis, dass Meditation Stress reduziert und uns ausgeglichener macht. Der amerikanische Neurowissenschaftler Richard Davison konnte das sogar in Hirnscans belegen. Er untersuchte sowohl buddhistische Mönche als auch Menschen, die die sogenannte achtsamkeitsbasierte Stressreduktion (Mindfulness-Based Stress Reducti-

SO WIRD AUS OHNÖÖÖÖ MEIN OOOOOHM

Ich habe die Meditation erst vor einigen Monaten für mich entdeckt. Allerdings eher als Autodidakt. Wenn ich meditiere, setze ich mich im Schneidersitz in meine Lieblingsecke, konzentriere mich auf meinen Atem und sage mir sowohl beim Einatmen, beim Atemwechsel als auch beim Ausatmen ein kurzes Mantra innerlich vor. Beim Einatmen beispielsweise »Ich nehme das Leben an, wie es kommt« und beim Ausatmen »Ich lasse los«. In meiner Fantasie stelle ich mir dabei vor, wie ich vor einer imposanten Bergkulisse in Neuseeland sitze, die mich während meines Roadtrips dort so fasziniert hat. Manchmal lasse ich leise Entspannungsmusik dazu laufen. Damit bin ich so beschäftigt, dass ich meistens gar keine Zeit mehr habe, mich mit quälenden Gedanken auseinanderzusetzen. Zurzeit schaffe ich dieses Kunststück 15 Minuten lang. Wer Probleme mit dem Stillsitzen hat, ist vielleicht mit PMR besser beraten. Manchmal nutze ich die Meditation für eine kurze Pause am Mittag, um runterzukommen. Je nachdem, worauf ich mehr Lust habe, wechsle ich PMR und Meditation ab.

on – MBSR) praktizieren, die auf den Molekularbiologen Jon Kabat-Zinn zurückgeht. Und: Die Hirnstrukturen veränderten sich durch die regelmäßigen Meditationseinheiten tatsächlich. Dabei wird oft von Neuroplastizität gesprochen. Das bedeutet, dass unser Gehirn während unseres Lebens formbar ist.

Wir können also jeden Tag aufs Neue daran arbeiten, unser Gehirn widerstandsfähiger gegen Stress zu machen. Genau da liegt oft der Knackpunkt bei uns Migränemenschen. Wir verlieren uns in stundenlangen Gedankengrübeleien und kommen gar nicht mehr zur Ruhe. Zusätzlich wirkt ein äußerer Reiz auf uns ein, wie beispielsweise das flackernde Sonnenlicht zwischen den Bäumen auf einer Autofahrt, und schon ist Erna einsatzbereit. Mit Meditation können wir uns dagegen besser wappnen.

Ausdauersport

Ausdauertraining wird von Kopfschmerzexperten empfohlen. Selbst Studien belegen eine Besserung durch regelmäßiges moderates Training. Obwohl nicht ganz klar zu sein scheint, ob sich der Sport selbst oder der Entspannungseffekt durch den Sport positiv auf die Migräne auswirkt. Keine Angst, du musst nicht für die nächsten Olympischen Spiele trainieren. Ganz im Gegenteil. Überanstrengung kann Migräne auslösen. Aber es ist dreimal pro Woche für rund 30 Minuten leichter Ausdauersport gefragt. Beispielsweise Walken, Schwimmen, leichtes Joggen, Radfahren etc. Ich habe für mich den Crosstrainer im Fitnessstudio entdeckt, weil ich meine Gelenke dabei schone und sowieso Mitglied bin, um an den Geräten auf sanfte Weise meine Muskeln fit zu halten.

Dir ist der innere Schweinehund im Weg? Ich überliste ihn gern, indem ich auf dem Crosstrainer spannende Podcasts höre. So tue ich nicht nur was für meine Gesundheit, sondern bilde mich gleich weiter und habe zwei Fliegen mit einer Klappe geschlagen. Vielleicht ist mein Migräne-Podcast etwas für dich? Und hey, es zählen keine Ausreden: Wer lieber seine Ruhe mag, kann genauso gut auf dem Feldweg joggen gehen. Oder sich einen Fahrrad-Heimtrainer anschaffen, weil er mitten in den Bergen wohnt. Und selbst wenn man Gelenkprobleme hat, kann Walken eine geeignete Variante sein.

Bio- und Neurofeedback

Bei Biofeedback geht es darum, Körpersignale wie beispielsweise Blutdruck, Puls oder Hauttemperatur durch Sensoren aufzuzeichnen und dem Patienten in einer sichtbaren oder hörbaren Darstellung aufzuzeigen. So kann man lernen, diese Körpersignale bewusst zu steuern – normalerweise geschieht dies ja eher unbewusst. Das kann im Fall von Biofeedback während einer Attacke hilfreich sein, indem man zum Beispiel versucht, die Gefäßdurchblutung und damit die Schmerzen zu beeinflussen. Zur Prophylaxe wird Biofeedback häufig eingesetzt und hat sich in Studien als wirksam erwiesen. In den Leitlinien der Deutschen Gesellschaft für Migräne- und Kopfschmerz (DMKG) zu Entspannungsverfahren (2016) werden thermales, Hautleitfähigkeits- und elektromyografisches (EMG-) Biofeedback als wirksam beurteilt.

Zum Neurofeedback gibt es nicht ausreichend Studien. Das Prinzip ist ähnlich wie das beim Biofeedback. Nur dass hier die Hirnaktivität, die über ein EEG gemessen wird, und nicht andere Körpersignale als Basis genutzt wird. Man kann mit dieser Technik üben, die Erregbarkeit im Gehirn besser zu kontrollieren.

Ich selbst habe Neurofeedback bereits ausprobiert. Es gibt verschiedene Varianten davon. Das sogenannte Frequenzband-Training, das SCP-Training und das ILF-Training. Da ich dich nicht mit Fachausdrücken langweilen will, erzähle ich einfach kurz von meiner Neurofeedback-Erfahrung, die sich auf das Frequenzband-Training bezieht. Hierbei werden Elektroden an den Kopf angeschlossen, die in einem EEG die Hirnströme darstellen. Auf Basis eines EEG, das der Therapeut zu Beginn der Behandlung macht, werden Trainingsziele festgelegt. Diese lassen sich mithilfe einer Software trainieren. Klingt komplex?

Bei mir funktionierte das so: Mit den Kabeln auf dem Kopf schaute ich einen Film. Dazu wurde mir eine Skala angezeigt, die einen bestimmten Wert nicht unterschreiten durfte. Wenn es doch passierte, stoppte der Film. Ich musste es also schaffen, den Wert wieder über den Grenzwert zu bekommen, um den Film weiterschauen zu können. Wie ging das? So richtig habe ich es nie verstanden. Muss man im Grunde auch nicht. Das Hirn ist in dem Moment, wo der Film stoppt, natürlich gefrustet. Es lernt von selbst. Sprich: Es wird versuchen, den Zustand, dass der Film stoppt, zu vermeiden. Und andersherum danach streben, dass der Film weiterläuft. Und so wird es die entsprechenden Trainingsziele erreichen. Es ist nichts anderes als eine Konditionierung. Man erklärte es mir mit dem gleichen Prozess, wie wenn wir Fahrradfahren lernen. Das können wir nicht bewusst steuern. Unser Hirn lernt von Mal zu Mal von allein, wie es funktioniert. Das trifft offenbar genauso darauf zu, die Hirnströme zu beeinflussen. Der Vorteil: Man steuert die Balance im Gehirn ganz ohne Chemie.

Ob es mir etwas gebracht hat? Da es eine Weile her ist, kann ich das nicht mehr genau zuordnen. Ich weiß aber, dass ich mit einem Abstand von einem Jahr ein ganz außergewöhnliches Jahr mit sehr wenigen Migräneanfällen erlebte. Ob das Neurofeedback zu diesem Zeitpunkt nachwirkte, kann ich nicht sagen. Ich finde die Methode aber äußerst spannend und könnte mir gut vorstellen, mal eine der anderen beiden Varianten auszuprobieren – je nachdem, welche in meinem Fall am besten geeignet ist.

Neurostimulation

Hierbei wird mittels Stromimpulsen die Hyperaktivität eines Nervs gehemmt. Es gibt Implantate, die unter die Haut gesetzt werden, da diese aber eher im Ausnahmefall genutzt werden, möchte ich auf die eingehen, die auf der Haut zur Neurostimulation verwendet werden. Sie sind für jedermann zu nutzen.

Zu Berühmtheit hat es dabei das Cefaly-Gerät gebracht. Das kleine Teil, das man sich auf die Stirn klebt und das ein wenig an »Star Trek« erinnert, stimuliert mit Elektroimpulsen den Trigeminusnerv. Trägt man es jeden Tag 20 Minuten, soll es helfen, Migräneattacken vorzubeugen. Dabei gibt es drei verschiedene Einstellungsmöglichkeiten. Mit regelmäßigem Training soll die Reizschwelle angehoben werden, die überschritten wird, wenn eine Migräneattacke entsteht. Auch in der Akutbehandlung kommt Cefaly zum Einsatz und soll zu Entspannung und Schmerzreduktion führen.

Akupunktur

Sie ist bei Migränepatienten besonders beliebt. Die Wirksamkeit von Akupunktur ist nachgewiesen, trotzdem bleibt sie viel diskutiert. Sie kann eine Alternative für Menschen sein, die eine medikamentöse Therapie ablehnen. Ich selbst habe Ohrakupunktur schon zweimal bei meiner Hausärztin, die dafür ausgebildet ist, ausprobiert. Beim ersten Mal hatte ich das Gefühl, ich hätte in den folgenden Wochen und Monaten weniger Migräne gehabt. Davon beschwingt habe ich nach rund einem Jahr einen weiteren Versuch gewagt. Dieses Mal allerdings ohne nennenswerte Wirkung.

Verhaltenstherapie

Waaaaaaaas? Ich habe doch keine psychischen Probleme! Als mein Neurologe mir den Vorschlag machte, eine Verhaltenstherapie zu machen, war ich skeptisch. Zum Glück aber habe ich mir das Ganze noch einmal in Ruhe überlegt und dann zugestimmt.

Ich habe in der Verhaltenstherapie mehr über Erna gelernt als je zuvor. Nicht nur das geballte Wissen über Migräne motivierte mich, sondern auch die vielen kleinen Dinge, die ich dabei im Umgang mit ihr erkannt habe. Ich hatte es im Kapitel über die Trigger bereits angesprochen: Mein Verhaltenstherapeut brachte mich zum Beispiel auf simple Ideen wie Taxi zu fahren, statt schwere Koffer in der U-Bahn herumzuwuchten, mir einen Wein zu Partys mitzubringen, den ich vertrage, und generell mal öfter Nein zu sagen. Daneben lernte ich in dieser Zeit Herrn Jacobson neu kennen. Mein Fazit: Es hat sich definitiv gelohnt und mir jede Menge neue Ideen mit auf den Weg gegeben. Und es hatte so rein gar nichts damit zu tun, auf einer Couch zu liegen und seine Kindheit zu analysieren. Vielmehr habe ich praktische Tipps für meinen Alltag mit Erna mitbekommen. Sozusagen eine Gebrauchsanweisung für die Migräne.

Ernährung

Okay, mit diesem Thema könnte man vermutlich ein ganzes Buch füllen. Es wird geradezu religiös behandelt. Bei den Triggern habe ich Nahrungsmittel als mögliche Auslöser von Migräneattacken ja kurz erwähnt. Wie für den Wunsch nach der Zauberpille gilt: Es gibt keine Zauberdiät, die uns alle von Migräne heilt. Nach dem Prinzip: Iss dies oder das und lass jenes weg und schon bist du Erna los. Zumindest gilt das sicher nicht für die Mehrheit. Denn jeder Mensch reagiert anders auf Lebensmittel.

Was immer eine gute Idee ist: sich gesund zu ernähren. Heißt: Viel Obst und Gemüse und eher weniger Zucker und Fertiggerichte. Und die goldene Regel lautet: Keine Mahlzeiten auslassen, sondern auf einen regelmäßigen Rhythmus achten.

Wenn es ins Detail geht, streiten sich die Experten. Während man in der Schmerzklinik Kiel eine kohlenhydratreiche Ernährung empfiehlt und damit eine besondere Position einnimmt, hört man ebenfalls vom speziellen Trend zu einer ketogenen Ernährung. Das bedeutet, den Verzehr von Kohlenhydraten auf maximal 4 Prozent am Tag herunterzufahren – normalerweise liegt der Anteil bei rund 50 Prozent. Stattdessen besteht die Ernährung bei einer ketogenen Diät aus rund 90 Prozent Fett und 6 bis 8 Prozent Eiweiß. Keine Nudeln, kein Brot, kein Reis, keine Kartoffeln, kein Zucker. Stattdessen viel Fisch und Fleisch und fetthaltige Lebensmittel wie zum Beispiel Käse. Klingt nach wenig Spaß? Jedenfalls ist es nicht easy, diese Diät im Alltag umzusetzen. Für Vegetarier ohnehin schier unmöglich.

Wie man darauf kommt, dass diese Ernährungsweise bei Migräne helfen kann? Zum einen erzielte man bei Kindern mit Epilepsie auf diese Art eine Reduzierung der Anfälle – und Epilepsie und Migräne haben ja die ein oder andere Gemeinsamkeit. Zum anderen gibt es vereinzelt Studien und Erfolgsberichte dazu, dass die ketogene Ernährungsweise wirke. So zum Beispiel aus dem Jahr 2014 von Wissenschaftlern rund um Cherubino di Lorenzo von der Universität Rom. Sie stellten fest, dass die Frauen, die sich in ihrem Versuch ketogen ernährten, weniger Migräne hatten als eine Vergleichsgruppe, die nur auf kalorienreduzierte Kost umstellte. Bis Ende 2019 läuft eine Studie der Universität Basel zur ketogenen Ernährung bei Migräne.

Das Keto-Prinzip funktioniert generell so: Bei kohlenhydratreicher Ernährung greift der Körper auf Glukose als Energielieferanten zurück. Ist diese nicht verfügbar, produziert er Ketonkörper, die den Energielieferant Glukose ablösen und sich am Fett bedienen. Die Ketonkörper versorgen nun unsere Organe mit Energie. Man nennt dies den Zustand der Ketose. Warum in diesem »Notzustand« des Körpers weniger Migräne auftreten soll, gibt den Wissenschaftlern Rätsel auf. Eine mögliche Begründung ist: Es gibt dadurch weniger Schwankungen im Stoffwechsel.

Ob sich diese radikale Ernährungsweise im Verhältnis zum möglichen Nutzen lohnt, darf bezweifelt werden. Sollte man die ketogene Ernährung unbedingt testen wollen, empfehle ich, das vorher mit einem Arzt zu besprechen. Denn eine Ketodiät kann auch Nebenwirkungen hervorrufen, mit denen nicht zu spaßen ist.

Was umstritten ist

Immer wieder hören Migränepatienten die kühnsten Vorschläge, die ihre Mitmenschen aufschnappen und als das neue Wundermittel preisen. Zuletzt sehr populär: Das Ohrpiercing (Daith Piercing). Auf Facebook und anderen Online-Kanälen machte die Idee die Runde, ein Piercing durch den Ohrknorpel könne bei Migräne helfen, da es auf einem Akupunkturpunkt gestochen wird. Dazu gibt es keinerlei Studien und Belege. Letztlich muss hier jeder selbst für sich entscheiden, ob er es ausprobieren möchte, und sich über die Risiken wie beispielsweise eine Entzündung informieren. Möglicherweise spielt bei dieser Methode der Placeboeffekt eine große Rolle. Neben dem Ohrpiercing gelten Behandlungen wie Fußreflexzonenmassage, Darmsanierungen aufgrund von Pilzerkrankungen, chiropraktische Therapie und Co. als nicht wirksam. Nicht vergessen: Unter Umständen kosten nicht wirksame Behandlungen nicht nur Geld, sondern man verpasst in dieser Zeit auch die Möglichkeit, eine Besserung durch wirksame Therapien zu erfahren.

MIGRÄNE-WEISHEIT NR. 11

Es lohnt sich, selbst die Initiative zu ergreifen, um die Frequenz deiner Migräneattacken zu senken. Besonders Entspannungsmethoden, Ausdauersport oder eine Verhaltenstherapie können gute Erfolge bringen. Du kannst so viel bewegen, wenn du dich selbst zur Priorität Nummer 1 machst.

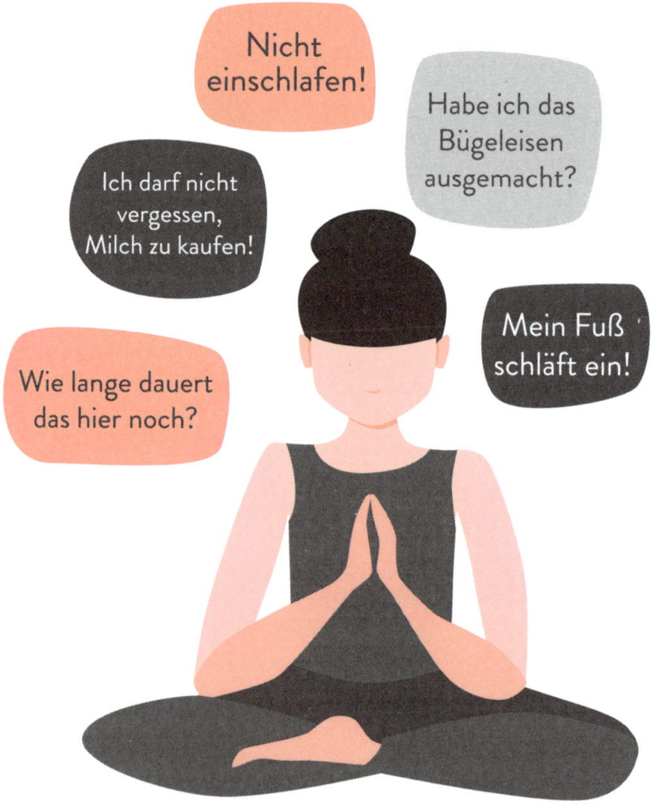
Nicht einschlafen!
Habe ich das Bügeleisen ausgemacht?
Ich darf nicht vergessen, Milch zu kaufen!
Mein Fuß schläft ein!
Wie lange dauert das hier noch?

Stop worrying about things
you can't control.

Find comfort in the chaos.

Things will work out.

CAPTAIN FUTURE: SO KÖNNTE MIGRÄNE BALD BEHANDELT WERDEN

Impfung gegen Migräne! Wundermittel gegen Migräne! Eine Spritze gegen Migräne! So lauteten die Schlagzeilen, als im Winter 2018 in Deutschland die neue Prophylaxe gegen Migräne auf den Markt kam, die eine Revolution darstellte. Hach, das klingt so wunderbar. Die CGRP-Antikörper sind ein Durchbruch, weil sie eigens zur Therapie von Migräne entwickelt wurden – im Gegensatz zu anderen vorbeugenden Medikamenten wie Betablocker und Co., die ursprünglich für andere Erkrankungen gedacht waren. Als die CGRP-Spritzen in Deutschland zugelassen wurden, habe ich unzählige Nachrichten von Freunden bekommen, die von meiner Migräne wussten und mir abfotografierte Zeitungsartikel und Links dazu schickten. Ich dachte mir: Wow, das klingt, als habe mein Wunsch ans Universum nach der Zauberpille Gehör gefunden. Die Schlagzeile »Eine Spritze gegen Migräne« klingt verlockend, oder?

Was ist CGRP überhaupt? Die Abkürzung steht für Calcitonin Gene Related Peptide. Weil ich dich nicht mit tausenden Fachausdrücken langweilen will, machen wir es kurz: Das CGRP ist ein Entzündungsprotein. Es ist sozusagen der böse Schurke, der mit an der Entzündung in unserem Kopf beteiligt ist, wenn es ausgeschüttet wird. Schon in den 1990ern entdeckten Wissenschaftler einen Zusammenhang zwischen Migräne und dem CGRP-Spiegel, der während einer Attacke erhöht ist. In einem Experiment lösten sie bei Migränepatienten mit einer CGRP-Infusion sogar eine Attacke aus, Nicht-Migräniker bekamen nur gewöhnliche leichte Kopfschmerzen. Man folgerte, dass Migränepatienten offenbar sehr sensibel auf CGRP reagieren. Triptane sind wirksam, weil sie die Ausschüttung des bösen CGRP hemmen. Weil das CGRP neben seiner entzündlichen Eigenschaft zugleich gefäßerweiternd wirkt, ziehen sich bei Wirkungseintritt des Triptans die Blutbahnen wieder zusammen – man ist die Schmerzen im besten Fall nach einer Weile los. Im Hintergrund wird aber weiterhin CGRP produziert, solange der Migränegenerator läuft. Deshalb kommt es zum Wiederkehrkopfschmerz, wenn die Wirkung des Triptans nachlässt.

Was liegt also näher, als dem Schurken das Handwerk zu legen? Das dachten sich auch die schlauen Köpfe, die jahrelang an Antikörpern gegen CGRP und den CGRP-Rezeptor (also die Andockstelle dafür, sozusagen wie das passende Schloss zum Schlüssel) forschten. Für vier Typen dieser Antikörper gibt es Studien. Eptinezumab, Erenumab, Fremanezumab und Galcanezumab sind im Vergleich zu Placebos alle wirksam.

Nur warum habe ich mir die Lösung für das Migränerätsel fast bis zum Schluss des Buchs aufgehoben? Na ja, es ist leider (noch) nicht die Zauberpille, die wir uns erhofft haben. Trotz der Antikörper haben wir Erna nicht ganz vom Hof gescheucht. Immerhin: Sie kommt dank der Antikörper in vielen Fällen nicht so oft zu Besuch. Wobei die Bandbreite groß ist: In manchen Fällen wirken sie gar nicht, in anderen gab es einzelne »Super Responder«, die tatsächlich für einen längeren Zeitraum gar keine Migräne mehr hatten.

Erenumab (bekannt als Aimovig) kam als erster CGRP-Rezeptorhemmer in Europa auf den Markt, es folgten Galcanezumab (bekannt als Emgality) und Fremanezumab (bekannt als Ajovy) im April 2019. Unter anderem hat die sogenannte STRIVE-Studie über sechs Monate mit 955 Probanden mit episodischer Migräne (also weniger als 15 Tage im Monat) die Wirkung von Erenumab bestätigt. Vor Studienbeginn hatten die Teilnehmer im Schnitt an 8,3 Tagen im Monat Migräne. Diese wurden um 3,2 pro Monat in der 70-Milligramm-Dosierung und um 3,7 in der 140-Milligramm-Dosierung pro Monat reduziert. In der Placebogruppe waren es 1,8 Migränetage weniger. Bei insgesamt 43,3 Prozent der 70-Milligramm-Gruppe lag die Reduzierung der Migränetage bei 50 Prozent oder mehr, bei der 140-Milligramm-Gruppe profitierte ebenfalls die Hälfte von einer 50-prozentigen Reduzierung oder mehr. In der Placebogruppe waren es 26,6 Prozent.

Dir schwirrt der Kopf vor lauter Zahlen? Kann ich verstehen. Zusammenfassend lässt sich sagen, dass die neuen CGRP-Medikamente Hoffnung auf neue Ansätze zur Behandlung der Migräne geben. Wie die Studienergebnisse zeigen, bewirken sie allerdings nicht bei jedem eine Reduzierung der Migränetage um mehr als 50 Prozent – und das ist nun mal das Ziel einer medikamentösen Prophylaxe. Im Vergleich zu den bisher erhältlichen vorbeugenden Wirkstoffen scheinen sie viel weniger Nebenwirkungen zu haben und sofort zu wirken. Bis auf Reaktionen an der Einstichstelle und grippeähnliche Beschwerden gab es kaum Komplikationen. In den Studien brachen weniger als 2 Prozent die Therapie wegen unerwünschter Ereignisse ab. Bei Topiramat und Co. werfen hingegen viele Patienten das Handtuch wegen zu starker Nebenwirkungen, und es muss länger behandelt werden, um einen ersten Effekt zu erzielen.

Apropos lange: Die CGRP-Präparate sind nicht in Langzeitstudien getestet worden. Man weiß also noch nicht, wie sich die Medikamente auf Dauer in unserem Körper auswirken. Zudem ist CGRP nicht nur im Gehirn ein wichtiger Botenstoff. Im Darm kommt ihm zum Beispiel ebenfalls eine tragende Rolle zu. Oder im Fall eines Herzinfarkts, wenn es die Rolle übernimmt, die Gefäße zu erweitern. Für Menschen mit Herzkreislauferkrankungen sind die Antikörper aus diesem Grund nicht geeignet.

Deshalb sehen einige Experten die derzeitigen Medikamente mit vorsichtigem Optimismus und verweisen darauf, dass man mit nichtmedikamentöser Prophylaxe wie eben mehr Regelmäßigkeit im Alltag oder Ausdauersport ähnliche Erfolge erzielen kann – ganz ohne Chemie.

Derzeit wird die Behandlung mit den Antikörpern nicht jedem Migränepatient ermöglicht. Sie ist vorerst auf die schwereren Fälle begrenzt. Grundsätzlich kommen laut Hersteller Menschen mit mindestens vier Tagen Migräne im Monat infrage. Da die Behandlung mehrere Tausend Euro im Jahr kostet, beschränkt sich die Erstattung der Krankenkassen bisher auf den Kreis, bei dem zuvor vier (episodische Migräne) oder fünf (chronische Migräne) andere Prophylaxemaßnahmen versagt haben.

Seit ich weiß, welche Rolle CGRP bei der Migräne spielt, stelle ich mir übrigens ständig vor, wie da diese lustigen Buchstaben C, G, R und P durch mein Hirn tänzeln, und denke mir in jeder brenzligen Migränesituation, dass die es jetzt bitte nicht übertreiben sollen. Ob es hilft? Keine Ahnung. Es bringt mir Erleichterung, dass ich zumindest ein bisschen eine Vorstellung davon habe, was in meinem Gehirn passiert.

MIGRÄNE-WEISHEIT NR. 12

CGRP-Antikörper werden oft als Wundermittel dargestellt, das die Migräne für immer zum Teufel jagt. Leider ist das nicht so. Es kann jedoch eine wertvolle Alternative für Menschen sein, die auf alle anderen Prophylaxemethoden nicht ansprechen.

IM GESPRÄCH MIT DEM NEUROLOGEN UND KOPFSCHMERZEXPERTEN PROF. DR. MED. HANS-CHRISTOPH DIENER VON DER DEUTSCHEN GESELLSCHAFT FÜR NEUROLOGIE

Die CGRP-Antikörper sollen als Medikament gespritzt vorbeugend gegen Migräne helfen. Viele sprechen dabei von einer Impfung. Eine verwirrende Bezeichnung?
Dieser Begriff ist völlig irreführend. Bei einer Impfung wird ja etwas gespritzt, damit der Körper Antikörper erzeugt. Wie reden hier aber über bereits vorhandene Antikörper, die gespritzt werden. Sie binden das bei einem Migräneanfall zu viel ausgeschüttete CGRP.

DER BEGRIFF MIGRÄNE-IMPFUNG IST VÖLLIG IRREFÜHREND.

Wie wirken diese Medikamente genau?
Wir haben im Gehirn zwei Sorten von Überträgersubstanzen, sogenannte Neurotransmitter. Einerseits kleine Moleküle wie Noradrenalin, Dopamin oder Serotonin. Andererseits Neuropeptide, die ausgeschüttet werden. Eines davon ist CGRP. Das Peptid hat primär die Funktion, die Gefäße zu erweitern, wenn eine Durchblutungsstörung droht. Das gilt für die Herzkranzgefäße wie auch für das Gehirn. Wo-

möglich wird CGRP bei Migräne stark ausgeschüttet, weil am Anfang im Rahmen der Aura eine leichte Minderdurchblutung im Gehirn besteht und so verhindert werden soll, dass ein Schlaganfall entsteht – so lautet eine der Hypothesen. Das passiert aber auch in der Hirnhaut, wo es nicht unbedingt erwünscht ist. Die Antikörper wirken dadurch, dass sie das überschüssige CGRP abfangen.

Wie fällt das Fazit in Studien aus?
Im Moment ist der Wirksamkeitsnachweis der Antikörper gegen CGRP oder den CGRP-Rezeptor nur für die Prophylaxe der Migräne erbracht. Alle Studien sind bisher im Vergleich mit Placebo gemacht worden. Da sind die CGRP-Antikörper besser wirksam als Placebo. Es gibt aber bisher keine Studien im Vergleich zu den bisherigen gängigen und zugelassenen vorbeugenden Medikamenten gegen Migräne. So kann man nur indirekte Schlüsse ziehen, dass sie sich in ihrer Wirksamkeit sehr wahrscheinlich nicht von den klassischen Medikamenten wie Betablockern, Flunarizin, Valproinsäure, Topiramat und Amitriptylin unterscheiden. In Sachen Nebenwirkungen allerdings schon. Die Antikörper sind hochspezifisch und haben so fast keine Nebenwirkungen.

Man sagt, die Antikörper seien für Menschen ab vier Migränetagen im Monat geeignet. Aber die Kassen bezahlen es nicht jedem, oder?
Die monatlichen Behandlungskosten bei den anderen Medikamenten – außer bei Botox – liegen bei 20 bis 30 Euro

pro Monat. Hier reden wir über eine Therapie, die 8000 Euro im Jahr kostet. Das ist eine völlig andere Dimension. Wir haben ja viel zur Verfügung, und es muss schon klar sein, dass das ausprobiert wurde und nicht funktioniert. Was nie dabeisteht: Dass die Patienten auch eine nichtmedikamentöse Therapie machen sollten, also regelmäßig Sport, Entspannungsverfahren und Stressbewältigungstraining. Es gibt aber Menschen, bei denen die Kombination aus nichtmedikamentöser und medikamentöser Therapie nicht funktioniert, das gilt für einen kleinen Prozentsatz. Die meisten haben chronische Migräne und einen hohen Leidensdruck. Sie haben oft den Arbeitsplatz verloren oder sind nicht arbeitsfähig. Für die ist es ein Segen, wenn die CGRP-Antikörper-Therapie funktioniert. Bei der Hälfte der Patienten, die mit den Antikörpern behandelt werden, ist das so.

Wie sind die sogenannten Super Responder zu erklären, die nach der CGRP-Antikörper-Behandlung kaum mehr Migräne haben?

Früher haben wir nicht gezielt danach geschaut. Es gab aber immer wieder Patienten, die im Rahmen dieser Studien keine Migräneattacken mehr hatten. Zwei Möglichkeiten kommen infrage: Entweder es war eine Medikamentenwirkung. Da aber die meisten Patientinnen in den Studien im Mittel über 45 Jahre sind, kann es auch sein, dass die Migräne nach den Wechseljahren einfach verschwindet, was mit dem Medikament möglicherweise gar nichts zu tun hat. Man muss zugeben, dass in den Studien zu den neuen

Antikörpern 4 bis 5 Prozent der Patienten gefunden wurden, bei denen zumindest vorübergehend keine Migräneattacken mehr auftraten. Man kann das nicht erklären. Es ist auch nicht untersucht, was nach Beendigung der Therapie passiert.

Wie sieht es mit den Nebenwirkungen aus, auch über Langzeitanwendung?

Es gibt nur manchmal Schmerzen an der Injektionsstelle und ein bisschen mehr Infekte wie Husten oder Heiserkeit. Manche Patienten klagen über Verstopfung. Eine zentrale Nebenwirkung bleibt aus, weil die Antikörper nicht die Blut-Hirn-Schranke überwinden können. Wir wissen allerdings nicht, wie es mit der Sicherheit in der Langzeitanwendung aussieht, wenn jemand zum Beispiel unter der Therapie einen Herzinfarkt, einen Schlaganfall erleidet oder eine Hirnhautentzündung bekommt. Wir brauchen CGRP, es hat ja einen Nutzen im Körper und im Gehirn. Patienten mit entzündlichen Darmerkrankungen würde man das Medikament auch in absehbarer Zeit nicht geben, weil CGRP eine wichtige Rolle für die Intaktheit der Mukosa im Darm spielt. Das ist aber eine rein theoretische Überlegung.

Was steckt hinter den Studien zu den sogenannten Gepanten? Ist das Zukunftsmusik?

Das sind kleine Moleküle, die Antagonisten direkt am CGRP-Rezeptor sind. Man muss sie wie normale Tabletten ein- oder zweimal am Tag schlucken. Sie sind vor 15 Jahren zur Therapie akuter Migräneattacken entwickelt worden. Es hat sich herausgestellt, dass sie wirken, aber nicht besser als Triptane. Bei einem Teil dieser Gepanten sind bei Langzeitanwendung Leberschäden aufgetreten, sodass die Entwicklung der meisten eingestellt worden ist. Jetzt gibt es drei neue Gepante, von denen die Firmen behaupten, dass sie diese toxische Wirkung an der Leber nicht haben. Aber es fehlen Langzeitdaten. In zwei Indikationen prüft man sie nun. Einmal zur Behandlung akuter Migräneattacken, da sind sie besser wirksam als Placebo – es gibt jedoch keine Vergleichsstudie zu Triptanen. Sie kommen nur für ganz wenige Patienten infrage, die eine Kontraindikationen gegen Triptane haben. Also Patienten mit Angina pectoris, die gerade einen Herzinfarkt oder Schlaganfall hatten – die sollen keine Triptane einnehmen. Außerdem gibt es Studien, in denen diese Gepanten täglich zur Migränevorbeugung gegeben werden. Ob es da auch zu Leberschäden kommt, weiß man noch nicht.

Welche anderen Medikamente sind für die Zukunft in der Pipeline?

Es gibt noch ein paar andere Ansätze mit bestimmten Neurotransmittern und Peptidtransmittern, aber die sind noch in einem ganz frühen Stadium.

(Stand: September 2019)

Teil 4: Wie man mit der nervigen Trutsche im Alltag lebt

A lot can happen in a year.

Enjoy the little things.

You don't have to be perfect.

WENN STÄNDIG EINER DAZWISCHENFUNKT

Erna ist so ziemlich die dreisteste Erscheinung, die ich kenne. Warum? Weil sie kommt und geht, wann sie will. Es hat eine gewisse Ironie, dass für Menschen mit Migräne kaum etwas wichtiger ist, als einen regelmäßigen Rhythmus einzuhalten. Manchmal fühle ich mich wie der Spießer schlechthin, wenn ich jeden Abend um 23.30 Uhr ins Bett gehe und spätestens bis 9 Uhr am Frühstückstisch sitzen muss, während andere um die Häuser ziehen und am Sonntag erst aufwachen, wenn die Sonne die Nase kitzelt. Eben weil mein Hirn sonst sofort aus dem Tritt kommt und Veränderung überhaupt nicht mag.

Aber Erna? Die hält sich an überhaupt keinen Rhythmus. Mal lässt sie sich ein paar Wochen nicht bei mir blicken, ein anderes Mal schaut sie nach zwei Tagen wieder vorbei. Auf eines kann ich mich in meinem Fall meist verlassen: Sie bleibt nicht länger als drei Tage am Stück. Yay, wenn das mal keine Planungssicherheit gibt! Ironie aus.

Das kommt dir alles bekannt vor? Du bist nicht allein! Jeder mit Migräne kann diesen Irrsinn verstehen. Wie oft habe ich Coffee-Dates mit meinen Mädels absagen müssen, den 60. Geburtstag meines Papas verpasst oder in meinem Job als freie Journalistin Abgabefristen für Texte verschieben müssen. Wenn dir die Migräne mal die Hochzeit einer Freundin verhagelt oder du eine weite Urlaubsreise oder Geschäftsreise mit dem Flugzeug nicht antreten kannst, weil du auf der Couch hängst und mit beiden Armen den Putzeimer wie ein Klammeraffe festhältst, dann hat das die Auswirkung einer mentalen Detonation. Als ob das Leben in diesem Moment sagen würde: »Du kommst hier nicht rein.« Oft hamstert mir Erna ausgerechnet die Tage, auf die ich mich Wochen im Voraus gefreut habe.

Erstens kommt es anders, zweitens als man denkt

Das hat wiederum den Effekt, dass ich mich oft gar nicht mehr traue, überhaupt eine Verabredung auszumachen. Ich weiß ja sowieso nicht, ob die Migräne einen anderen Plan hat. Danke auch! Zumal es mir sehr schwerfällt, einen Termin abzusagen. Da schwingt ein ziemlich mieses Gefühl mit. Deshalb mache ich oft gar nix Verbindliches aus oder treibe den Stress schön künstlich in die Höhe, indem ich mir zumurmle: »Da darfst du jetzt aber wirklich nicht flachliegen.« Schließlich will ich nicht als unberechenbar, unzuverlässig oder unhöflich dastehen …

Mit all diesem Bullshit, den unsere Gedanken uns erzählen, werden wir weder ausgeglichener noch ruhiger. Die bessere Alternative: bewusst vor einem Termin auf deinen Rhythmus achten. Genug schlafen, regelmäßig essen, zwei bis drei Liter pro Tag trinken, Ausdauersport treiben und deine Entspannungsübungen nicht vergessen. Kennst du deine Trigger, versuche, sie in den Tagen vor einem wichtigen Ereignis zu meiden.

Dieser Zirkus wird nicht einfacher dadurch, dass das Umfeld mitbekommt, wie man ständig versucht, den Auslösern aus dem Weg zu gehen. Wenn man trotz dieses Aufwands Migräne bekommt, ist das Unverständnis oft groß. Kurz gesagt: Erna lässt sich verdammt schwierig kontrollieren und schon gar nicht sagen, wann sie erwünscht ist und wann nicht. Es interessiert sie schlichtweg nicht.

Sorry, not sorry

Musst du dem Kumpel, dem du beim Umzug helfen solltest, oder der Freundin, mit der du ins Kino wolltest, wirklich absagen, ist das eben so. Du musst dich nicht tausendmal dafür entschuldigen, dass du krank bist. Schließlich hast du keinen Fehler gemacht, und du bist auch nicht unzuverlässig. Dein Körper funktioniert nicht so wie der von anderen. Sich dafür zu entschuldigen ist Quatsch. Sage, wie es ist. Du hast Migräne. Punkt. Ja, das ist mehr als ein bisschen Kopfweh. Und nein, es wird von der Ablenkung oder der frischen Luft nicht besser.

Wenn du auf Unverständnis triffst, blätterst du am besten zurück zum Kapitel »Mensch, du musst nur mehr trinken, dann geht das weg«. Hier findest du eine Aufklärung über die Migräne-Mythen und Tipps, was man Menschen mit Migräne besser nicht und was man ihnen stattdessen sagen sollte. Vielleicht eine Hilfe für dir nahestehende Menschen, die noch nie mit Migräne in Berührung gekommen sind. Und wenn jemand besonders hartnäckig reagiert, blättere ganz ans Ende dieses Buchs, wo du ein bisschen Schlagfertigkeit lernst.

Wenn Hollywood anklopft

Manchmal lassen uns die Migräne und unsere Termine keine Wahl. Man schleppt sich wegen wichtiger Präsentationen, die kein Kollege übernehmen kann, zur Arbeit. Man quält sich zu der Verabredung mit der besten Freundin, weil sie heftigen Streit mit ihrem Mann hatte und man ihr beistehen will. Oder man ist wie ich oft auf Reisen und hat mitten in Brasilien keine Möglichkeit, mal eben mit dem Taxi zurück ins Hotel zu fahren.

In all diesen Momenten werden wir zu so guten Schauspielern, dass der Anruf aus Hollywood längst überfällig ist. Wir lachen, wenn uns zum Kotzen zumute ist. Wir flüstern »Geht schon«, wenn wir »Ich kann nicht mehr« schreien wollen. Wir pressen das letzte bisschen Energie aus uns heraus, um mit dem normalen Leben Schritt halten zu können. Dabei sagt niemand: »Mensch, du hustest so stark, geh mal lieber nach Hause.« Wir haben keine lila Punkte auf der Stirn, die vom Wummern in unserem Kopf erzählen könnten. Wer eine unsichtbare Krankheit wie Migräne hat, versucht, Menschen glauben zu machen, er sei okay. Weil sie kein Verständnis haben oder weil er sie nicht damit belasten will. Oder weil er sich selbst keine Pause gönnt.

Ich habe erst kürzlich, als ich mit einer lieben Freundin für ein Wochenende in Straßburg war, bemerkt, wie normal ich auf andere Menschen trotz Migräne wirke. Ich hatte früh mein Triptan genommen. Die Schmerzen hielten sich in

Grenzen. Trotzdem war das Ziehen im Nacken da, der Druck hinter dem Auge und die leichte Übelkeit. Klar, gern wäre ich im Hotel geblieben. Aber weil ich mir das nicht zugestanden habe und meiner Freundin die Reise nicht kaputt machen wollte, obwohl sie volles Verständnis für meine Situation hat, habe ich mein »Das geht schon irgendwie«-Programm eingeschaltet. Es hat funktioniert. Meine Freundin sagte mir, dass sie mir kaum etwas anmerkte, auch wenn ich ihr erzählt habe, dass ich Migräne habe. Mein innerlicher Kraftaufwand war in etwa so hoch, wie wenn ich, statt mit dem Zug zu fahren, von München nach Straßburg zu Fuß gelaufen wäre.

Das Stigma oder Hiltrude, Ingeborg und Gertrud

Es ist so wahnsinnig schwierig, für sich selbst zu entscheiden, zu was man in der Lage ist, wenn einen die Schmerzen quälen, man aber in der Öffentlichkeit äußerlich völlig gesund wirkt. Immer ist da dieses Stigma in der Luft, man sei überempfindlich. Selbst wenn andere Menschen das gar nicht mal denken, klebt man sich diesen Post-it manchmal imaginär selbst auf die Stirn. Dann sagst du dir: Komm schon, so schlecht siehst du gar nicht aus, du kannst jetzt wohl die paar Stunden im Büro aushalten. Oder: Hey, anderen geht es viel schlechter, tu deinem Freund jetzt diesen Gefallen.

Der Stigma-Kollege sitzt interessanterweise auch in den Köpfen anderer Menschen in derselben Lage. Schon oft habe ich gehört, dass sich Leute mit Migräne gern mal gegenseitig sagen: »Also, wenn du noch auf dein Handy schauen kannst, dann hast du sicher keine Migräne. Da würde ja dein Kopf zerbersten.« Oder: »Wenn du noch arbeiten gehst, kann es nicht so schlimm sein, bei mir geht das ja gar nicht.« Ich habe mich bereits dabei ertappt, wie ich ganz genau in Gesprächen prüfe, ob jemand wirklich Migräne hat. Das liegt einerseits daran, dass der Begriff eben so inflationär für jede Art von Kopfschmerz verwendet wird. Und daran, dass Migräne nicht gleich Migräne ist. So wie es nicht Tausende Ernas gibt, sondern eben auch Hiltrude, Ingeborg und Gertrud. Sie äußert sich bei jedem so individuell, wie wir Menschen eben sind. Schließlich hat jeder so seine Besonderheit. Warum sollte das nicht auch auf unsere Krankheiten zutreffen?

Deshalb würde uns ein wenig mehr Toleranz untereinander guttun. Die Basis dafür ist das Wissen über Migräne. Nur wer versteht, wie individuell sie sich bei jedem Menschen äußern kann und wie unterschiedlich die Auslöser sind, kann sich von schnellen Vorurteilen und Schubladendenken befreien. Gern kategorisiert man Menschen danach, wie oft sie Migräne haben. Klar, manche haben das Glück, sie nur ein- oder zweimal im Jahr zu erleben.

Andere trifft sie in der episodischen Version wie bei mir mehrmals im Monat. Und wieder andere haben die chronische Form mit mehr als 15 Schmerztagen im Monat. Natürlich ist der Leidensdruck sehr unterschiedlich. Und trotzdem verbindet uns alle etwas: Wir sind nicht Team #Easygoing, sondern Team #UnsichtbareKrankheit.

»Sammeln Sie Punkte?«

Kommt dir diese Frage bekannt vor? Ich höre sie ständig im Supermarkt an der Kasse. Am liebsten würde ich der Dame antworten: »Ja, aber nicht die, die Sie meinen.« Ich sammle Punkte im MIDAS-Score. Heißt: Migraine Disability Assessment Score. Das ist ein international anerkannter Fragebogen, der Aufschluss darüber geben soll, wie sehr jemand über die letzten drei Monate durch Migräne in seinem Alltag beeinflusst wurde. Dazu zählen sowohl die Tage, an denen man nicht zur Arbeit gehen konnte, als auch die Tage, an denen Freizeitaktivitäten gecancelt wurden. Aus der Gesamtpunktzahl der fünf Fragen ergibt sich eine Abstufung in 1) keine bis wenig Beeinträchtigung, 2) geringe Beeinträchtigung, 3) mäßige Beeinträchtigung, 4) schwere Beeinträchtigung. Das Ergebnis hilft dir, deine Situation besser zu beurteilen und zugleich deinem behandelnden Arzt ein besseres Bild davon zu geben, wie sich die Migräne in deinem Leben verhält. Denn mal ehrlich: Wir spielen die Auswirkungen, die sie in unserem Leben hat, ja gern mal runter.

In diesem Zusammenhang lohnt es sich, darauf zu achten, wie sich die Attacken über einen längeren Zeitraum verhalten. Wenn sie häufiger werden und man immer mehr Medikamente einnehmen muss, besteht die Gefahr einer Chronifizierung. Keine Panik, wenn du mal in einem Monat ein paar Schmerztage mehr hattest. Das geht mir regelmäßig im Dezember so. Wenn man aber über einen längeren Zeitraum eine steigende Tendenz der Attacken feststellt, sollte man mit einem Arzt darüber reden. Zumal durch die regelmäßige Einnahme von Medikamenten bzw. Triptanen an mehr als zehn Tagen im Monat ebenfalls eine Chronifizierung entstehen kann. Deshalb ist es wichtig, auf eine regelmäßige Ernährung zu achten, Ausdauersport zu treiben, Entspannungstechniken zu lernen und bei der Arbeit für die richtigen Rahmenbedingungen zu sorgen. Der MIDAS-Fragebogen ist zum Beispiel in der Migräne-App der Schmerzklinik Kiel integriert.

Es ist, wie es ist, aber es wird, was du daraus machst

Okay, Migräne ist ziemlich unberechenbar. Wir können unseren Alltag aber so gestalten, dass sie im besten Fall weniger oft auftritt und wir selbst im Worst Case nicht zusätzlichen Stress haben. Während ich in diesem Kapitel viele praktische und organisatorische Life-Hacks mit dir teilen will, findest du im nächsten wunderbare Methoden, wie du aus einem emotionalen Tief herauskommst.

Migräne und Zeitmanagement

Stress ist einer der größten Feinde unseres sensiblen Gehirns. Und wie vermeiden wir ihn? Genau, mit ein paar Tricks, die uns entspannter durch den Tag kommen lassen:

- **Genug Puffer einplanen:** Wer hat an der Uhr gedreht, ist es wirklich schon so spät? Müsste ich mein Leben in einem

Satz beschreiben, wäre das ein passendes Motto. Irgendwie schaffe ich es immer, die Zeit für meine Aufgaben eher zu knapp zu kalkulieren, als mir noch etwas Luft zu lassen. Klar, das resultiert am Ende in Stress. Und der könnte die schlafende Erna wieder aufwecken. Will ich das? Nein. Ich erinnere mich bestens daran, wie ich mehrmals völlig aus der Puste bei meinem Verhaltenstherapeuten zum Termin erschien. Der meinte: »So eine Hektik ist bei Migräne nicht förderlich.« Meine Reaktion: »Aber was soll ich machen?« Er: »Früher losfahren?« Manchmal kann die Lösung so einfach sein. Für Menschen mit Migräne hilfreich: Sich eher größere Puffer für einzelne Aufgaben einzuplanen. Erst recht, wenn die Migräne aufschlägt. Hat man genug Zeit für eine Aufgabe einkalkuliert, kann man auch mit einem oder zwei Tagen Verzögerung im Zeitplan bleiben.

- **Pausen nicht vergessen:** Einfach mal nix tun. Am besten einmal pro Stunde für ein paar Minuten. Dafür nutze ich beispielsweise die Erinnerungsfunktion in meinem Smartphone. Eine App, die das ebenfalls unterstützt, ist »Headache Hurts« (gratis für Android und iOS). Sie erinnert dich mehrmals täglich ans Trinken oder deine Entspannungseinheit.

- **Kein schlechtes Gewissen haben:** Wenn ich durch die großzügigere Zeitplanung plötzlich ein Fenster von einem halben Tag – und damit frei – habe, bereitet mir das oft ein schlechtes Gewissen. Dann denke ich mir: Mist, ich hätte mir eine Aufgabe mehr vornehmen sollen. Dabei ist das ein

Hauptgewinn. In dieser Zeit kann ich mir etwas Gutes tun. Zum Beispiel Sport machen, meine liebste Entspannungstechnik nutzen oder ein paar Seiten in einem guten Buch lesen – ohne schlechtes Gewissen. Für das Migränehirn ist das Wellness, denn es braucht regelmäßige Auszeiten.

- **Sich vom Perfektionismus trennen:** Eine Trennung tut weh. Auch die vom Perfektionismus. I know. Aber glaub mir: Es ist okay, nicht perfekt zu sein. Perfektion ist unser Feind. Denn sie bringt das Zeitmanagement erst recht ins Wanken. Ich stelle mir gern die Frage: Was bedeutet das in einem Jahr? Ist es in einem Jahr noch von Belang für mich, erledige ich die Aufgabe. Falls nicht, werfe ich das To-do erst mal von der Dringlichkeitsliste. Diese Frage ist übrigens ein wunderbarer Gradmesser für viele Entscheidungen im Leben.

- **Check-in am Morgen:** Ich liebe meine Morgenroutine. Nach einer Dusche und einer kurzen Meditation schreibe ich in meinem Dankbarkeitstagebuch auf, was ich gerade so schätze. Um dafür genug Zeit zu haben, stehe ich generell etwas früher auf. Denn wir wissen ja, dass es unsere innere Uhr stören kann, wenn wir manchmal eine halbe Stunde eher aus den Federn hüpfen und manchmal eben nicht.

Migräne im Job

Kaum etwas ist unangenehmer, als morgens den Chef anrufen und sich krankmelden oder während der Arbeit früher nach Hause gehen zu müssen. Die Zahlen sind eindeutig: Laut der amerikanischen Migraine Research Foundation fühlen sich während einer Migräneattacke über 90 Prozent nicht in der Lage zu arbeiten. Ich kenne das Dilemma aus eigener Erfahrung zu gut – sowohl in der Festanstellung als auch als Selbstständige. Ich weiß nicht, was besser ist. Als Festangestellte kostete es mich auf jeden Fall unheimlich viel Überwindung, zu Hause zu bleiben, wenn es mir nicht gut ging. Wie würde wohl die Statistik der Fehltage am Ende des Jahres aussehen?

Sich während eines Anfalls Ruhe zu gönnen, ist jedoch wichtig. Denn wer ständig Medikamente nimmt und trotzdem arbeitet, zieht die Attacke in die Länge oder erhöht das Risiko einer Chronifizierung. Aus der Praxis weiß ich, dass es in manchen Branchen oder Betrieben manchmal einfach nicht geht, sich krankzumelden. Steht zum Beispiel die Abgabe eines Artikels kurz vor Drucktermin des Magazins an, können schließlich die Seiten nicht weiß bleiben. Und ein Kollege arbeitet sich im Zweifelsfall nicht so schnell in die Thematik ein, zu der man tagelang recherchiert hat. Als Selbstständige habe ich dasselbe Problem. Das ändert nicht viel. Manchmal erhöht es den Druck sogar, weil ich meine Auftraggeber nicht enttäuschen will und sie mich durch jemand anderen ersetzen könnten. Dafür gönne ich mir in ruhigeren Zeiten etwas mehr Pausen und habe die Möglichkeit, selbst zu steuern, wie viele Aufträge ich annehme. Trotzdem müssen am Ende des Monats meine Kosten für das tägliche Leben gedeckt sein.

Die gute Nachricht: Es gibt Möglichkeiten, sich das Leben mit Migräne im Berufsalltag etwas angenehmer zu gestalten, sodass Erna nicht so häufig erscheint.

- **Werde dein eigener Chef:** Huch, das klingt radikal? Damit ist nicht gemeint, den eigenen Chef abzulösen. Stattdessen ist es wichtig, Herr über seine Entscheidungen zu sein und nicht ständig auf andere zu reagieren. Das beginnt damit, die E-Mails beispielsweise zu festgelegten Zeiten zu checken. Wo steht das Gesetz geschrieben, dass man morgens als Erstes das Mailprogramm zu öffnen hat? Im besten Fall beginnt man morgens mit einer anderen wichtigen Aufgabe, damit man ein Erfolgserlebnis hat, ehe das Postfach mit der nächsten Challenge herausfordert. Ebenfalls wichtig: Prioritäten setzen. Mach dir beim Arbeitsbeginn ein Bild davon, welche Aufgaben besonders dringlich sind, welche du schieben und welche du an andere delegieren kannst.

- **Wellness für zwischendurch:** So wie im normalen Alltag ist es bei der Arbeit noch wichtiger, zwischendurch mal für Durchzug in unserem Oberstübchen zu sorgen. Das kann zum Beispiel eine Stretching- oder Atemübung am Schreibtisch sein. Wenn einem das vor den Kollegen peinlich ist, kann man kurz auf die Toilette verschwinden. Ich liebe folgende Übung: Falte die Hände auf der Höhe deiner Brust ineinander. Atme tief ein. Dann strecke die Arme mit dem Ausatmen nach vorn, sodass sich deine Schulterblätter auseinanderziehen. Drehe deine Handflächen in dieser verschränkten Haltung nach vorn und bringe die Arme mit dem Einatmen nach oben gestreckt über deinen Kopf. Mit dem nächsten Ausatmen legst du die Handflächen wie in Gebetshaltung aufeinander und bringst deine Arme so wieder hinunter vor die Brust.

Wiederhole diese Übung ungefähr fünfmal oder so lange, bis du dich ruhiger und entspannter fühlst.

- **Mach eine ausgiebige Mittagspause:** Nein, das Essen vor dem Bildschirm oder am Arbeitsplatz reinzuschaufeln und dabei das Handy zu checken, zählt nicht. Nimm dir bewusst die Zeit, die dir am Mittag zur Verfügung steht, und nutze sie für einen kurzen Spaziergang an der frischen Luft. Beobachte deine Umgebung, nimm wahr, wie es riecht, welche Geräusche du hörst oder wie der Himmel aussieht. Dieser bewusste Spaziergang senkt das Stresslevel. Kannst du im Grünen gehen, wie in einem Park, umso besser. Ich mag zum Beispiel den »Mindful Walk« aus der App »Breathe« ganz gern, der mir dabei hilft, in den Achtsamkeitsmodus zu kommen. Achte auch darauf, ein gesundes und ausgewogenes Mittagessen zu dir zu nehmen und jeden Tag ungefähr um die gleiche Zeit zu essen. Das sollte eine strikte Regel sein, die keine Ausnahmen wegen einer wichtigen Mail oder sonstigem Trubel duldet.

- **Triggerfreie Zone:** Der Kollege dreht ständig die Heizung hoch und dir qualmt bei der Hitze der Kopf? Die Klimaanlage macht dich völlig fertig und du bekommst einen steifen Nacken? Oder die Kollegin hat jeden Tag dieses unverkennbare Chanel-Parfüm aufgelegt, das du leider gar nicht riechen kannst? Das Radiogedudel kommt dir eher vor wie ein Techno-Event? Ich gebe zu, es fällt schwer, die Kollegen darum zu bitten, auf all diese Dinge zu verzichten. Nimm dir trotzdem ein Herz, und versuche, ihnen zu erklären, wie Migräne entsteht und welche Rolle diese Trigger spielen. Vielleicht wird ihnen so bewusst, dass sie dir helfen können. Letztlich profitieren sie davon, wenn du weniger Migräneattacken hast und sie nicht die liegen gebliebene Arbeit übernehmen müssen. Ein Beispiel aus meinem Berufsleben: Beim 24-Stunden-Rennen von Le Mans, bei dem die Rennwagen die ganze Nacht durchfahren, heißt das für mich als Journalistin ebenfalls, das Geschehen durch die Nacht zu verfolgen. Mein Hirn macht diesen Spaß nicht gern mit. Erna meldete sich jedes Mal am Tag darauf, wenn ich dieses Experiment wagte. Deshalb habe ich im Jahr darauf ganz offen mit meinen Kollegen gesprochen und ihnen gesagt, dass ich die Nachtschicht nicht übernehmen kann, weil ich sonst am Tag darauf fehle. Und der ist oft wichtiger, weil alle Artikel mit dem Ergebnis des Rennens verfasst werden müssen. Ich hatte ziemlich Bammel davor, aber sie haben klasse reagiert.

- **Dein Arbeitsplatz:** Hast du einen bequemen Bürostuhl? Ist dein Computer ungefähr auf der Höhe, dass dein Kopf gerade und nicht gebeugt ist? So vermeidet man fiese Nackenverspannungen. Ich habe mir erst kürzlich einen ordentlichen Bürosessel zugelegt, obwohl ich ihn designtechnisch ganz schrecklich finde. Doch wir sollten diesen Punkt nicht unterschätzen, schließlich verbringen wir in der Regel acht Stunden an unserem Arbeitsplatz. Das ist immerhin ein Drittel des gesamten Tages. Auf meinem Schreibtisch steht immer eine Flasche Wasser oder eine Kanne Tee. Ich ertappe mich nämlich ständig dabei, dass ich zu faul bin, aufzustehen und mein Glas aufzufüllen. Habe ich zwischendurch einen Anflug von Hunger, versteckt sich in meinem Schrank eine Tüte Salzbrezel-Snacks oder Nüsse. Alles griffbereit zu haben, ist deshalb so wichtig, weil man sich oft so auf etwas konzentriert und wie in einem Tunnel ist, dass man sich nicht vom Bildschirm lösen will.

- **Plan B in der Tasche:** Manchmal lässt sich Erna blicken, obwohl man sein Bestes gegeben hat, alle Trigger zu meiden. Für solche Fälle ist es gut, wenn man einen Plan B hat. Steht zum Beispiel eine wichtige Präsentation an, sprich vorher einen Kollegen oder eine Kollegin an, ob sie im Worst Case einspringen könnten. Das gibt dir Sicherheit und nimmt dir zusätzlichen Stress, den du dir machen würdest, wenn du Angst haben müsstest, die Präsentation fällt wegen dir vielleicht aus. Klar, nicht immer gibt es eine Lösung. Manchmal kommen einem aber Geistesblitze, wenn man sich mal in Ruhe hinsetzt und in sich geht.

- **Spiele mit offenen Karten:** Wie du an einigen zuvor beschriebenen Situationen schon bemerkt hast, ist es manchmal von Vorteil, deinen Arbeitgeber und deine Kollegen mit ins Boot zu holen und über deine spezielle Situation zu sprechen. Ob das der richtige Weg für dich ist, kannst nur du beurteilen. Das hängt von der Arbeitsatmosphäre ab und wie sehr dich die Migräne in deinem Job beeinflusst. Wenn man sich öfter krankmelden muss, wissen die anderen ohnehin Bescheid. Meiner Meinung nach schadet mehr Transparenz nicht, sondern sorgt eher für mehr Verständnis. Vielleicht willst du mit deinem Chef darüber reden, einen oder mehrere Home-Office-Tage pro Woche einzulegen oder flexiblere Arbeitszeiten zu vereinbaren?

- **Ist es der richtige Job?** Liebt man seine Arbeit so sehr wie ich, ist das sicher die letzte Frage, die man sich stellen will. Und doch: Besonders Menschen, die als Arzt, Krankenschwester, Feuerwehrmann oder im Schichtdienst arbeiten, werden mit Migräne extrem auf die Probe gestellt. Wenn ich ehrlich zu mir selbst bin, gibt es stressfreiere Jobs als den Journalismus. Der Termindruck, die vielen Reisen und die unregelmäßigen Arbeitszeiten sind eher ungünstig. Und doch wusste ich bereits mit 14, dass ich genau diesen und keinen anderen Beruf will. Meine Devise: Solange ich das Gefühl habe, trotz regelmäßiger Migräne alles wuppen zu können, bleibe ich dabei. Schließlich macht mich meine Arbeit glücklich. Wechsle ich in einen ruhigeren Beruf, ist das schließlich keine Garantie dafür, dass Erna sich ein für alle Mal verabschiedet. Und eventuell bin ich sogar gestresster, weil es nicht die Aufgabe ist, die mich erfüllt.
  Ich denke, jeder hat da einen inneren Gradmesser, der ihm verrät, ob er in Balance ist. Man sollte nur im Hinterkopf haben, dass man jeden Tag neu entscheiden kann und wirklich die Wahl hat. Ich habe anfangs gedacht, es gäbe überhaupt keine Möglichkeit, etwas anderes zu machen. Wenn man sich aber auf eine Fantasiereise einlässt, kommen womöglich neue Ideen ... Eine Lehrerin, der die Lautstärke und die grellen Lichter in der Schule nicht guttun, kann vielleicht mit dem Know-how Online-Kurse anbieten und so Geld verdie-

nen. Als Journalistin hätte ich beispielsweise die Möglichkeit, mich aus der aktuellen Berichterstattung und dem Termindruck herauszuziehen, indem ich nur Bücher schreibe. Da lässt sich die Zeitplanung etwas flexibler gestalten.

Immer noch Leere im Kopf? Ich arbeite ja gern mit Post-its. Schreibe alles, was mit deinem Beruf zu tun hat, alle verwandten Begriffe und Ideen, auf die Zettelchen, und klebe sie auf eine große Fläche. Zum Beispiel auf den Schlafzimmerschrank. Lass deinen Gedanken freien Lauf. Hangle dich von einem Wort zum nächsten, und assoziiere frei, was damit alles verbunden sein könnte. So kommst du am Ende auf ganz neue Ideen.

Migräne und Reisen

Es ist ein Herzensthema für mich. Ich liebe es, zu reisen. Bleibe ich zwei Wochenenden hintereinander zu Hause, bekomme ich Hummeln im Hintern. Ich brauche neue Eindrücke, um mich lebendig zu fühlen und kreativ zu sein. Leider scheint Erna da mit mir nicht einer Meinung zu sein. Sie wird oft launisch, wenn ich unterwegs bin. Ob das nun eine Autofahrt über mehrere Stunden durch Deutschland ist, eine Bahnfahrt nach Frankreich oder ein Langstreckenflug nach Abu Dhabi. Damit ich die Wahrscheinlichkeit für eine Migräne möglichst gering halte, achte ich auf einige Details, wenn ich meine Reise plane und unterwegs bin:

- **Im Auto:** Auf längeren Fahrten sorge ich regelmäßig für Durchzug und lasse frische Luft rein. Achte im Winter darauf, die Temperatur nicht zu hoch zu drehen und im Sommer die

Klimaanlage nicht so extrem einzustellen, dass du zur Frostbeule wirst. Umso größer ist der Temperaturschock, wenn du an heißen Tagen nach mehreren Stunden Fahrt aussteigst. Zudem habe ich immer eine Sonnenbrille im Handschuhfach – im Sommer wie im Winter. Besonders herausfordernd ist es, wenn die Sonne durchs Fenster seitlich reinknallt. Dann klappe ich die Sonnenblende von vorn rüber zum Fenster. Das hilft ein bisschen. Oder ich klemme ein Tuch zwischen die Scheibe, um etwas Schatten zu haben. Ebenfalls ständig mit dabei: Ein Sixpack 0,5-Liter-Wasserflaschen, meine Ingwertropfen (nicht in der Schwangerschaft!) zum Vorbeugen gegen Übelkeit sowie Cracker, Salzbrezeln oder Müsliriegel im Handschuhfach für den kleinen Hunger zwischendurch. Für eine größere Mahlzeit eignet sich beispielsweise Reis mit Gemüse in der Lunchbox ganz gut.
Könnte ich das alles an der Raststätte besorgen? Ist erstens teurer und zweitens kenne ich mich zu gut: Meist ist mein Zeitplan so eng, dass ich mir den Stopp nicht gönne und stattdessen durstig oder hungrig bleibe – zur Freude von Erna. Klar, regelmäßige Pausen wären ohnehin viel besser. Weil mir Musik auf der Autobahn oft zu viel wird, bin ich mittlerweile auf Hörbücher und Podcasts umgestiegen. Das entspannt mich.

- **Im Hotel:** Vielen Menschen dürfte es herzlich egal sein, welches Zimmer sie an der Rezeption zugeteilt bekommen. Für mich ist der Weg vom Empfang zu meinem Raum ziemlich spannend. Warum? Weil die Lage meines Hotelzimmers wichtig ist. Ist es direkt neben dem Aufzug, kann ich meistens die

halbe Nacht nicht schlafen, weil ich ständig Geräusche höre. Das wiederum wirkt sich auf meine Schlafqualität aus und lockt Erna an. In Indien war ich mal in einem Hotel im ersten Stock untergebracht. Eigentlich kein Problem. Doch direkt daneben war eine viel befahrene Straße. Mitten in Delhi eine etwas andere Geräuschkulisse als in manch anderen Städten – ich sage nur: Hupen. Ich musste mir einen Ruck geben, bin aber wieder zur Rezeption und habe um ein Zimmer in einem der höheren Stockwerke gebeten, wo es deutlich leiser war. Frage also wenn möglich nach einem ruhig gelegenen Zimmer. Das funktioniert nicht immer, wenn das Hotel beispielsweise ausgebucht ist. Deshalb: Nie ohne Ohropax verreisen! Ebenfalls mein Must-have: mein eigenes Kissen. In der Regel haben Hotels zwar sehr gemütliche Kissen, manchmal sind das aber so furchtbar aufgeplusterte, die ich nicht so knautschen kann, wie ich mag.
Bei der Buchung kann man bereits darauf achten, ob das Hotel einen Fitnessraum hat. So vernachlässigt man das regelmäßige Training auf der Geschäftsreise oder im Urlaub nicht. Meine Alternative, wenn es kein Studio gibt: Walkingstöcke. Da ich wegen meiner Gelenke nicht joggen darf, ist das sanfte Training besser als nichts und überall möglich.

- **Im Flugzeug:** Wenn es irgendwie möglich ist, buche ich meine Flüge so, dass ich nicht mitten in der Nacht aufstehen und zum Flughafen hetzen muss. Dann steht die Reise schon unter einem schlechten Stern. Vergiss bei den Flugzeiten nicht, dass man eine gewisse Zeit früher da sein muss und unter Umständen einen langen Weg zum Flughafen hat. Oft dachte ich mir: Joah, 10 Uhr klingt doch nach einer vernünftigen Abflugzeit. Wenn ich jedoch um 9 Uhr spätestens dort sein muss und mit der S-Bahn über eine Stunde dorthin brauche, muss der Wecker früher klingeln als üblich. Ins Handgepäck gehören Noise-Cancelling-Kopfhörer, eine Schlafmaske und natürlich Medikamente. Das Allerwichtigste während eines Flugs: genügend Wasser. Vielleicht ging es dir schon wie mir, dass die Flugbegleiter nur alle zwei Stunden mal mit einem Becher Wasser vorbeikamen oder du nicht aufstehen wolltest, weil du sonst deinen Sitznachbar hättest aufwecken müssen. Deshalb kaufe ich mir als Erstes nach dem Security-Check eine große Flasche Wasser. So bin ich während des Flugs unabhängig. Einige Müsliriegel im Gepäck zu haben, ist ebenfalls empfehlenswert, wenn der Magen zwischendurch knurrt. Ich bevorzuge übrigens einen Fensterplatz, weil ich so meinen Kopf außen anlehnen und etwas schlafen kann. Scheue dich nicht davor, öfter aufzustehen und dich zu bewegen. Das bringt deinen Kreislauf in Schwung und beugt Verspannungen vor. Wusstest du eigentlich, dass im Flugzeug der Luftdruck künstlich erzeugt wird und dem auf der Zugspitze gleicht? Kein Wunder, dass Menschen mit Migräne deshalb auf lange Flüge empfindlich reagieren. Ein nasses Tuch oder ein kühles Gelkissen auf der Stirn können zur Entspannung beitragen.

- **Generelle Game-Changer:** Mach dir so wenig Stress wie möglich. Packe lieber ein paar Tage vorher, statt dich zu hetzen. Und hab immer genug Medikamente mit dabei, so ersparst

du dir zum Beispiel Ärger im Ausland. Für manche benötigt man eine Bescheinigung, um sie mitnehmen zu dürfen. Mehr Informationen dazu gibt es auf der Seite des Bundesinstituts für Arzneimittel und Medikamente (www.bfarm.de).
Achte unterwegs auf deinen regelmäßigen Rhythmus, und vergiss die Entspannung nicht. Meditieren kann man schließlich überall. Einfach Augen zu, bei lauten Geräuschen ringsherum die Kopfhörer aufsetzen und einer geführten Meditation in Apps wie »Calm«, »7Mind«, »Headspace« oder »Breathe« zuhören. Ich habe außerdem festgestellt, dass vor allem auf Reisen wahnsinnig viele Entscheidungen zu treffen sind – egal ob man privat oder beruflich unterwegs ist. Was mein Leben leichter macht: Schneller eine Wahl treffen und nicht so lange grübeln. Starbucks oder Costa Coffee? Ist doch egal. Das Hin und Her kostet enorm viel Energie.

MIGRÄNE-WEISHEIT NR. 13

Migräne ist unberechenbar. Sie kann jederzeit und überall auftreten. Das bedeutet nicht, dass du hilflos bist. Mit ein paar Kniffen in deinem Alltag, am Arbeitsplatz und auf Reisen kannst du die Attackenfrequenz senken und bist für den Notfall vorbereitet. Das Wichtigste: Hab überall deine Medikamente dabei!

Keep growing.

Do it for yourself.

Find the beauty in every day.

DIE ANGST VOR DER ANGST

Manchmal klopft sie an, wenn wir gerade einen Termin ausgemacht haben. Oder wenn wir uns in einem Moment, wo wir unseren Gedanken nachhängen, überlegen, wie lange die letzte Migräneattacke her ist. Oder wenn wir verdammt glücklich sind und uns der Gedanke kommt, dass es fast zu schön ist, um wahr zu sein. Die Angst vor dem nächsten Durchhänger. Nicht mehr man selbst zu sein, sondern nur noch auszuhalten, die Minuten runterzuzählen und zu warten, bis der Tag vorbei ist. Die Angst vor der nächsten Migräne. Ich stelle sie mir manchmal wie ein kleines schwarzes haariges Etwas mit gefletschten Zähnen vor, das Erna mit sich an der Leine führt. Sie gehören ja zusammen – die Migräne und die Angst.

Sie begleitet mich fast mein ganzes Leben lang. Und hey, ich finde es nicht mal verwunderlich. Schließlich sind Menschen Gewohnheitstiere. Wenn etwas in regelmäßigen Zeitabständen immer wieder passiert und ähnlich abläuft, fällt es uns schwer, daran zu glauben, dass es auch anders sein könnte. Vielleicht huscht die Angst ab und zu mal vorbei, wenn man wenige Male im Jahr Migräne hat. Möglicherweise hoppelt das kleine schwarze Etwas mit den gefletschten Zähnen einem öfter über den Weg, wenn man wie ich im Abstand von wenigen Wochen Migräne hat. Oder sie ist sogar zu einem dauerhaften Begleiter geworden, weil man jeden Morgen, sobald man wach ist, in den Kopf hineinfühlt und prüft, ob sich da ein Schmerz bemerkbar macht. Mit der Zeit baut sich so eine Erwartungshaltung auf, die uns vor der nächsten Attacke zittern lässt. Leider beißt sich die Katze damit selbst in den Schwanz: Allein diese Erwartungshaltung kann uns dermaßen stressen, dass sie als Auslöser für den nächsten Besuch von Erna taugt. In der Konsequenz hat man Angst davor, Angst zu haben. Klingt irre, kann ich aber aus eigener Erfahrung bestätigen.

Katastrophenalarm

Die Angst ist nicht nur zwischen den Attacken ein Thema, sondern auch, wenn uns die Migräne just ausgeknockt hat. Meine Gedanken kreisen dann darum, welche Auswirkung das jetzt hat, ob ich schnell genug fit werde, wie ich die nächsten Tage bewältige, was ich falsch gemacht habe und so weiter. Schaltet sich mein Katastrophenmodus ein, wird es noch unterhaltsamer: Was, wenn ich nun viel öfter Migräne bekomme als bisher? Was, wenn es sich auf jeden Tag steigert? Was, wenn mein Medikament irgendwann nicht mehr wirkt? Sollte ich wirklich Kinder bekommen, werde ich mich dann erstens richtig um sie kümmern können und ihnen zweitens Erna vererben? Könnte ich an einem gewissen Punkt austherapiert sein? Manchmal stelle ich mir dann vor, wie ich in Jogginghose mit einer Pizzaschachtel in einer kleinen Wohnung hocke, Job und Partner habe ich längst verloren ...

So, und jetzt höre ich verdammt laut durch einen Lautsprecher: Hallo, hallo, AUFWACHEN!

Was mache ich in diesem Moment? Katastrophisieren! Wenn es dieses Fach in der Schule gegeben hätte, wäre ich mit

Sicherheit mit Bestnote rausgegangen. Mir die schlimmsten Szenarien ausmalen kann ich richtig gut. Ein wenig habe ich inzwischen durchschaut, warum ich katastrophisiere: Ich denke mir, wenn ich mir den Worst Case ausgemalt habe, überrascht es mich nicht mehr, wenn er wirklich eintritt. Mal ehrlich: Was bringt das? Genau! Gar nix. Außer dass ich mir die Zeit davor, in der er noch nicht eingetreten ist, madig mache. Und wenn es so weit ist (wenn es je so weit kommt), geht es mir nicht besser, nur weil ich vorbereitet bin.

Jeder Mensch hat seine eigenen Denkmuster. Wir sollten jedoch darauf achten, uns selbst nicht alles zu glauben, was wir denken. Und die Sorgen durch ständiges Wiederholen nicht zu selbsterfüllenden Prophezeiungen machen. Dazu habe ich einmal das Zitat des amerikanischen Anthropologen und Schriftstellers Carlos Castaneda gelesen, das mich bis heute bewegt: »Wir machen uns entweder unglücklich oder wir machen uns stark. Der Arbeitsaufwand ist derselbe.«

Tatsächlich beeinflussen wir mit unseren Gedanken wahnsinnig viel in unserem Körper. Mit dem negativen Self-Talk aktivieren wir tatsächlich unser Stresssystem. Wenn wir es schaffen, unsere Gedanken zu beruhigen, tun wir unserem Körper einen großen Gefallen. Kritiker mögen es für Hokuspokus halten. Doch es steckt ein natürlicher Mechanismus dahinter, den es seit Urzeiten gibt: Sind wir im Angstmodus, aktiviert der Körper den Kampf- oder Fluchtreflex. In unserem Gehirn wird Alarm ausgelöst, wodurch es zur Ausschüttung von Adrenalin durch die Nebennierenrinde kommt. Unser Herz pocht, die Atmung wird schneller, und die Muskeln spannen sich an. Wir sind bereit zum Kampf oder zur Flucht. Ein zweiter, etwas langsamerer Weg, den Kampf- oder Fluchtreflex in Gang zu setzen, spielt sich zwischen Amygdala und Hypothalamus ab. Die Amygdala ist im Gehirn dafür zuständig, unsere Emotionen zu bewerten, und wird bei Bedrohung besonders aktiv. Wenn sie den Hypothalamus alarmiert, von dem wir wissen, dass er so etwas wie ein Manager unserer Hirns ist, wird eine Kettenreaktion in Gang gesetzt, die am Ende eine Kortisolausschüttung bewirkt. Ist dieser Modus dauerhaft aktiviert oder eben genau dann, wenn sich unser Hirn während der Migräne eher beruhigen soll, schadet uns das.

Ein eindrückliches Beispiel für das Zusammenspiel von Körper und Geist: Menschen, denen ein künstliches Organ transplantiert wird, verabreicht man Kortisol. Das Stresshormon soll die Reaktion des Immunsystems auf den Fremdkörper unterdrücken, damit er nicht abgestoßen wird. Das bedeutet: Stress hat einen direkten Einfluss auf unser Immunsystem und damit auf unsere Abwehrkräfte.

Der Placeboeffekt

Ich hatte dir im Kapitel zum richtigen Mindset ein bisschen was von dem Buch »Warum Gedanken stärker sind als Medizin« von Lissa Rankin erzählt, die darin dem Placeboeffekt auf den Grund geht. Ihre Erklärungen haben mir erst richtig bewusst gemacht, wie sehr Körper und Geist tatsächlich miteinander verbunden sind. Der Placeboeffekt beruht auf dem Phänomen, dass eine wirkungslose Zuckerpille ähnlich wirken kann wie ein Medikament. Es gibt laut Rankin mehrere Erklärungen dafür: Zum einen führen Experten den Effekt darauf zurück, dass die Menschen, die ja nicht wissen, dass sie eine Zuckerpille statt des echten Medikaments bekommen, eine gewisse Erwartungshaltung haben. Natürlich eine positive. Fällt dir etwas auf? Genau, es ist das Gegenteil von der Angst vor der Angst. Es ist der Glaube an etwas Gutes. Der zweite Faktor: die Konditionierung. Oft geht es uns besser, sobald wir beim Arzt im Wartezimmer sitzen. Wir sind in gewisser Weise darauf trainiert, dass *wenn* wir zum Arzt gehen, es uns *dann* in der Regel besser geht. Kennst du das Pawlowsche Experiment zur Konditionierung mit dem Hund? Hier reagiert der Hund allein auf das Läuten einer Glocke, die die Fütterung ankündigt, mit Speichelfluss – ohne dass das Futter in der Nähe wäre.

Die dritte Variable ist die emotionale Zuwendung, die Ärzte geben. Sie hilft uns dabei, uns besser zu fühlen – und auch das ist heilsam. Der vierte Punkt berücksichtigt Studienteilnehmer, die sich manchmal parallel anderen Behandlungen unterziehen, obwohl sie das nicht sollten, und die damit möglicherweise den Effekt verfälschen. Also eine Art Störfaktor. Das fünfte Argument, das beim Placebo hineinspielen kann: Die Krankheit heilt von allein, weil der Körper ein sich selbst reparierendes System ist.

Egal, welche Faktoren nun entscheidend sind, ich finde vor allem die Punkte eins bis drei in Sachen Migräne interessant. Ich will damit keineswegs darauf hinaus, dass wir die Migräne im Anfall selbst stoppen oder gar mit der richtigen Einstellung für immer heilen könnten. Das halte ich für Hokuspokus, und es kann uns enorm unter Druck setzen. Ich glaube jedoch, dass eine positive Erwartungshaltung, eine positive Konditionierung und emotionale Zuwendung erstens nicht schädlich für uns sind und zweitens einen gewissen Einfluss haben können.

Die positive Erwartungshaltung stimuliert laut Rankin die Ausschüttung von Endorphinen und verbessert so Symptome und Schmerzen. Die fürsorgliche Zuwendung leitet die physiologische Entspannung ein, die nötig ist, damit sich der Körper selbst reparieren kann. Es ist das Gegenteil des Kampf- oder Fluchtreflexes. Und bei einem hypersensiblen System wie unserem Migränehirn ist Entspannung nun mal extrem wichtig.

Zum Placeboeffekt bei Migräne gibt es übrigens eine interessante Studie mit 66 Menschen mit episodischer Migräne aus dem Jahr 2014 von Wissenschaftlern der Harvard Medical School, die im »Journal Science Translational Medicine« veröffentlicht wurde. Das Ergebnis: Wenn das in der Studie verwendete Triptan Maxalt als Placebo ausgegeben wurde, hatte das den gleichen Effekt, wie wenn ein Placebo als Maxalt ausgegeben wurde. Die Erwartungshaltung spielt also eine große Rolle. Selbst ein Placebo, von dem die Studienteilnehmer wussten, dass es nur ein Placebo ist, wirkte. »Die Menschen verbinden das Ritual der Medikamenteneinnahme mit einer positiven Heilwirkung«, sagt Studienleiter Ted Kaptchuk, ein bekannter Placeboforscher. »Selbst wenn sie wissen, dass es keine Medizin ist, kann die Handlung selbst das Gehirn dazu anregen, zu denken, dass der Körper geheilt wird.«

Und wie können wir nun selbst diesen Effekt für uns nutzen? Kaptchuk meint: »Das Ritual eines gesunden Lebens pflegen – richtig essen, Bewegung, Yoga, Quality-Time, Meditation – das alles sind wichtige Zutaten für einen Placeboeffekt.«

Zusammengefasst: Die Verbindung zwischen Körper und Geist spielt auf mehreren Ebenen eine Rolle. Zum einen reduziert eine positive Erwartungshaltung Stress und hilft so dem Körper, sich selbst zu helfen. Zum anderen ist der Placeboeffekt bei unserer Arzt-Patient-Beziehung relevant. Gibt der Doc uns Glaubensmuster wie »Da kann man nicht viel machen« oder »Die Nebenwirkungen könnten stark sein« mit auf den Weg, beeinflusst er unser Denken und damit die Reaktion unseres Körpers. Spricht er uns hingegen Mut zu, kann das den Faktor der fürsorglichen Zuwendung verstärken.

Jetzt sind wir ein wenig vom eigentlichen Thema, der Angst, abgekommen. Mit diesem Exkurs wollte ich dir jedoch deutlich machen, wie sehr uns Angst und Anspannung bei Migräne ein Bein stellen können und warum es sich lohnt, mal mit einer anderen Einstellung zu experimentieren. Ich schreibe bewusst »experimentieren«. Denn ich weiß, wie viel Überwindung das kostet. Schließlich sind unsere gewohnten Denkmuster eingetretene Pfade. Im wahrsten Sinne des Wortes: Häufige Benutzung bestimmter Wege im Gehirn führen dazu, dass sie sich stärker ausprägen. Die positive Nachricht: Unser Hirn besitzt die Fähigkeit der Neuroplastizität. Das bedeutet, dass unser Hirn ein ziemlich flexibler Apparat ist, der ein Leben lang dazulernt und sich permanent verändern lässt. Sprich: Wir können es tatsächlich umprogrammieren. Neue Verknüpfungen und Funktionen sind jederzeit möglich. Das sehen Forscher zum Beispiel an Schlaganfallpatienten, die das Laufen wieder neu lernen müssen und dafür Bereiche in gesunden Hirnarealen nutzen, die das kaputte Gewebe in ihrer Aufgabe ersetzen. Spannend, oder? Genau deshalb gilt die Ausrede »Ich war aber schon immer so« nicht!

Wie man graue Tage bunt macht

Wie im vorigen Kapitel angekündigt, möchte ich hier ein paar Ideen mit dir teilen, wie man an besonders dunklen Tagen wieder etwas mehr Hoffnung schöpft und sich dadurch das Leben etwas angenehmer macht. Vielleicht findest du einige Anregungen darin, die zu dir und deiner Situation passen. Ich habe mich bereits mit allen auch praktisch beschäftigt und konnte mir einiges für meinen Alltag herausziehen. Die kleine Stolperfalle dabei ist, sich kurzzeitig damit zu befassen und die Impulse dann zu vergessen. Stattdessen bastle dir lieber eine kleine Liste für Tage, an denen es dir nicht so gut geht. Schließlich bringst du in solchen Momenten kaum die Kraft auf, dich nach schlauen Ratschlägen umzusehen. Hast du aber dein persönliches Programm immer griffbereit, erleichtert das vieles. Wie diese Liste aussieht, bleibt jedem selbst überlassen. Hier einige Vorschläge:

- Wenn du Spaß am Journaling oder Handlettering hast, kaufe dir ein schönes Notizbuch, schreibe dir deine Strategien auf, und illustriere sie so, dass du gern darin blätterst.

- Du bist ein Pinterest-Nerd wie ich? Dann sammle die besten Ideen auf einer Pinterest-Pinnwand. So hast du sie jederzeit griffbereit auf deinem Smartphone. Du willst nicht, dass andere diese Ideen sehen können? Kein Problem, einzelne Pinnwände lassen sich auf »geheim« stellen.

- Wenn du gern mit dem digitalen Notizbuch Evernote arbeitest, lege dir in der App ein eigenes Notizbuch mit diesen Selfcare-Ideen an, und ergänze deine eigenen Gedanken mit Bildern oder Website-Schnipseln.

- Ohne großes Tamtam lassen sich die einzelnen Anregungen zum Beispiel in der Notiz-App auf deinem Handy anlegen.

Sich in Selbstmitgefühl üben

Nein, nicht schon wieder! Was habe ich falsch gemacht? Hätte ich gestern mal lieber dieses Glas Wein nicht getrunken. Ich hätte es wissen müssen. Wie doof kann man eigentlich sein? Und wieso ist mein Körper so ein Pflänzchen? Andere haut es nicht ständig aus den Latschen, nur weil sie ein bisschen länger aufbleiben oder Stress im Büro haben ... Kommen dir solche Selbstgespräche bekannt vor? Darin, uns Vorwürfe zu machen, sind wir richtig gut – obwohl wir wirklich nichts für die Migräne können. Schließlich sind wir mit dieser Hirnfehlfunktion auf die Welt gekommen. Vor allem während eines Migräneanfalls kann ich zu meinem größten Feind werden. Da wir mittlerweile wissen, dass Stress absolut nicht dazu beiträgt, dass Medikamente besser wirken oder sich unser Hirn selbst repariert, ist das alles andere als förderlich. Statt auf uns herumzuhacken, sollten wir netter zu uns sein. Es kann jedoch ziemlich knifflig sein, die »Du sollst, du musst, du könntest noch«-Botschaften zu vergessen. Das Zauberwort lautet: Selbstmitgefühl.

Stell dir vor, du sprichst in diesem Moment mit einer Freundin. Wenn es ihr schlecht geht, fühlen wir mit ihr mit. Wir würden ihr gut zureden, würden ihr sagen, dass sie sich keinen Kopf machen soll, dass sie sich entspannen und die nötige Ruhe gönnen soll, sich zu erholen. Selbstmitgefühl bedeutet nichts anderes, als nicht unfair mit sich selbst zu sein. Klingt völlig logisch, oder? Wir wollen ja auch nicht von anderen ungerecht behandelt werden. Wieso machen wir dann so oft das Gegenteil mit uns selbst? Statt die Energie gegen sich zu richten, ist es wesentlich effektiver, sie dafür zu nutzen, um uns besser zu fühlen. Das belegen sogar Studien. Sérgio A. Carvalho von der Universität Coimbra in Portugal stellte bei 200 Schmerzpatienten mit überwiegend Fibromyalgie fest, dass diejenigen, die netter zu sich waren, besser gegen Stress gewappnet und weniger anfällig für eine Depression waren.

Nur wie bekommt man mehr Selbstmitgefühl? Die gute Nachricht: Selbstmitgefühl kann man lernen. Es geht nicht darum, sich selbst als besonders toll oder unfehlbar zu sehen. Sondern wohlwollend mit sich umzugehen, wenn mal etwas nicht so klappt, wie man sich das vorgestellt hat. Dann sagst du dir zum Beispiel nicht, wie unfähig du bist, weil du am Wochenende nicht die komplette To-do-Liste abgearbeitet hast. Sondern: »Okay, ich hatte mir das alles vorgenommen und mein Bestes gegeben. Es hat nicht ganz geklappt, aber deshalb geht die Welt nicht unter.«

Der erste Schritt besteht darin, sich bewusst zu machen, wie oft man im Alltag gemein zu sich selbst ist. Dabei kann die Frage helfen: »Verurteile ich mich selbst? Wenn ja, wofür?« Ich habe mal den Versuch gewagt, mich dabei zu beobachten, wie oft ich am Tag die Hand auf die Stirn knalle und mir sage: »Oh Mann, bist du blöd« oder »Ich Dummerle«. Ich war überrascht ...

Du bist mittlerweile Selbstbeobachtungsprofi? Dann kannst du im nächsten Schritt ausprobieren, wie es sich anfühlt, wenn ein Freund ausspricht, was du die ganze Zeit denkst. Bitte ihn zum Beispiel bei einem gemeinsamen Kaffee, genau das zu dir zu sagen, was sonst als Selbstkritik in deinem Kopf vor sich geht. Wetten, dass du empört sein wirst, wenn dir das jemand anderes entgegenschmettert?

Noch ein Tipp: Schmeiß den Perfektionismus über Bord, und höre auf, dich zu vergleichen. Kein Mensch hat permanent ein glückliches Leben. Obwohl wir durch all das Social Media diesen Eindruck bekommen. Alle anderen sind gesund, haben fürsorgliche Partner und fahren ständig in den Urlaub. Dabei sehen wir gar nicht die Welt hinter den Kulissen. Wer würde auf Instagram gern über Geschlechtskrankheiten oder eine Trennung sprechen? So wie unsere Migräne für viele in den sozialen Medien unsichtbar ist, mögen es die Probleme anderer für uns sein. Was Hoffnung gibt: Immer mehr Menschen setzen sich öffentlich ein und erzählen von ihrem Leben mit unsichtbaren Krankheiten, um mehr Realität zu vermitteln.

Ist dir alles zu theoretisch? Eventuell ist dann die sogenannte Metta-Meditation, eine Mitgefühlsmeditation für sich und andere, genau das Richtige. Ich habe sie erst kürzlich für mich entdeckt und empfinde sie als sehr beruhigend.

MITGEFÜHLSMEDITATION

Setze dich an einen ruhigen Ort, zünde dir eine Kerze oder eine Duftlampe an (wenn das kein Trigger für dich ist). Atme ein paar Mal ein und wieder aus. Gehe in dich, und überlege dir, warum du so einen Groll auf dich hast. Was löst das Leid in dir aus?
Bist du dir etwas nähergekommen? Dann sprich leise vor dich hin (oder denke dir):

- »Möge ich glücklich sein.«
- »Möge ich gesund sein.«
- »Möge ich mich sicher und geborgen fühlen.«
- »Möge ich gelassen sein.«

Fallen dir noch weitere Sätze ein, die zu deiner individuellen Situation passen? Wenn du zu Beginn nur fünf Minuten übst, ist das prima. Schließlich wollen wir nicht wieder eine »Du musst, du sollst, du könntest«-Aufgabe daraus machen. Du wirst merken, je regelmäßiger du diese Meditation praktizierst, desto leichter wird es dir fallen. Ich persönlich meditiere gern am Morgen oder am Abend vor dem Zubettgehen. Manchmal schaffe ich 15 Minuten, manchmal ist es mir nur nach fünf Minuten – teile es dir ein, wie du dich fühlst. Wenn du vertraut mit dem Meditieren bist, kannst du die Metta-Meditation nach einer gewissen Zeit auf andere ausdehnen. Denke dabei an einen Menschen, der dir nahesteht und sage:

- »Mögest du glücklich sein.«
- »Mögest du gesund sein.«
- »Mögest du dich sicher und geborgen fühlen.«
- »Mögest du gelassen sein.«

Die Übung für Fortgeschrittene ist schließlich, dieselben Sätze in Gedanken an einen Menschen, der dich verärgert hat, zu wiederholen. Sei es der Kollege, der dich angeblufft hat, oder jemand aus der Familie, der dir auf den Wecker geht. Sprich innerlich auch in ihre Richtung von Herzen diese Sätze. So gut es eben geht.

Positiver Self-Talk

Hast du deine Einstellung zu dir selbst mit Selbstmitgefühl auf Kurs gebracht, kannst du versuchen, bewusst auf positive Gedanken zu achten. Dafür gibt es mehrere Möglichkeiten:

Affirmationen

Hast du schon davon gehört? Affirmationen sind Sätze, die wir zu uns selbst sagen. Zum Beispiel:

- »Ich fühle mich lebendig und voller Energie.«
- »Ich vertraue meinem Körper immer mehr.«
- »Jeder Atemzug schenkt mir neue Kraft.«

Klingt ein bisschen, als würde man sich selbst veräppeln? Offenbar kennt unser Gehirn keine Fake News. Es kann nicht beurteilen, ob wir selbst glauben, was wir uns sagen. Es speichert positive Gedanken einfach als positiv ab. So, wie negative Gedanken in unserem inneren Dialog zur selbsterfüllenden Prophezeiung werden können, funktioniert das auch mit positiven. Wir sollten es allerdings nicht übertreiben. Wer beispielsweise wenig Selbstwertgefühl hat und sich ständig erzählt, er sei der tollste Mensch auf diesem Planeten, fühlt sich schnell schlecht. Deshalb ist es wichtig, die Affirmationen so zu formulieren, dass du sie dir auch abnehmen kannst. Eine App, die ich gern für meine Affirmationen nutze, ist »Think Up!«. Hier findest du Inspirationen für Affirmationen, kannst sie selbst einsprechen und anschließend mit hinterlegter Musik anhören.

Dankbarkeitstagebuch

Ich hatte dir ja von meinem Check-in am Morgen berichtet, bei dem ich auch in mein Dankbarkeitstagebuch schreibe. Ich notiere darin mindestens drei Dinge, über die ich mich in letzter Zeit gefreut habe oder auf die ich mich an diesem Tag freue. Ein schönes Gespräch mit einer Freundin, die Tatsache, dass ich mich in meiner Wohnung total wohlfühle oder mir jemand ein Kompliment gemacht hat. Das mag zwar alles sehr simpel klingen, doch ich bin sowohl eine Meisterin darin, zu sehen, was nicht so läuft, wie ich mir das vorstelle, als auch immer noch mehr zu wollen. Mit diesen paar Minuten erde ich mich und mache mir bewusst, was gut läuft. Der viel größere Effekt: Wenn ich zurückblättere und sehe, was ich alles Schönes erlebt habe, bin ich meist ganz erstaunt. Vor allem in dem Jahr, in dem meine Mutter an Krebs gestorben ist, hat es mir geholfen, den Blick auf die schönen Dinge im Leben nicht zu verlieren. Denn genau das hätte sie nicht gewollt.

Durch die Foto-App scrollen

Kommt mir mein Leben mal wieder grau und dunkel vor, hilft mir neben meinem Dankbarkeitstagebuch die Foto-App auf meinem Smartphone. Wenn ich darin herumscrolle, wird mir bewusst, was ich in den letzten Wochen und Monaten alles Schönes erleben durfte – trotz Migräne. Das mag ein banaler Trick sein, aber du kannst ihn jederzeit und überall anwenden.

Negative Gedanken nicht unterdrücken

Herzlich willkommen, ihr Dämonen! Hä? Wie bitte? Tatsächlich hilft es, negative Gedanken und Gefühle nicht komplett überspielen zu wollen. Das verwirrt dich jetzt, weil ich dir eben von positivem Self-Talk erzählt habe? Es geht hierbei mehr um Fluchtstrategien wie Online-Shopping, ein Netflix-Marathon oder Süßes in sich reinzustopfen. Das alles bewirkt nur einen kurzfristigen Glücksschub. Wenn man sich klarmacht, dass unangenehme Gefühle nun mal zum Leben dazugehören, und sie wahrnimmt, ohne sich hineinzusteigern, ist man auf einem guten Weg. Wenn wir jedoch andauernd gegen diese Gedanken ankämpfen und uns gegen sie wehren, kostet das enorm viel Kraft und bringt uns von unserem eigentlichen Weg ab. Im Buddhismus spricht man davon, dass wir darunter leiden, dass wir leiden. Nicht sehr zielführend, oder?

Ich liebe dazu das Beispiel von den Dämonen auf dem Schiff von Russ Harris aus der Akzeptanz- und Commitment-Therapie (ACT) und seinem Buch »Wer dem Glück hinterherrennt, läuft daran vorbei«: Stell dir vor, du steuerst ein Schiff und willst unbedingt zu dieser einen Küste segeln. Doch immer, wenn du in diese Richtung willst, kommen die Dämonen, die es sich unter Deck gemütlich gemacht haben, und jagen dir mit ihren unheimlichen Krallen Angst ein. Du entschuldigst dich bei ihnen, damit sie sich wieder unter Deck verkriechen, und dümpelst wieder auf dem Meer herum. Irgendwann fasst du dir erneut ein Herz, weil es dich so langweilt, ziellos unterwegs zu sein, und richtest dein Schiff wieder zur Küste aus. Und wieder kommen die Dämonen und erschrecken dich. Aber: Sie können dir keine Schmerzen zufügen oder dich verletzen. Es dauert ein bisschen, aber irgendwann begreifst du: Die kleinen Teufel mögen dir zwar Angst einjagen, doch sie können dich gar nicht von deinem Plan abbringen, an die Küste zu fahren. Du kannst sie einfach rumschreien lassen. Versuchst du stattdessen krampfhaft, sie unter Deck zu halten, wirst du nie ans Ziel kommen.

Was ich dir mit dieser Geschichte mitgeben will? Negative Gedanken und Gefühle zwanghaft unterdrücken oder loswerden zu wollen, führt nicht zum Ziel. Sich mit ihnen zu arrangieren im Zweifelsfall schon.

Glaube nicht alles, was du denkst

Achtsamkeit oder Mindfulness ist in aller Munde. Der Kern dieser Philosophie beruht darauf, seine Aufmerksamkeit nicht in die Vergangenheit oder die Zukunft zu richten, sondern seinen Geist auf das Hier und Jetzt auszurichten. Dieses Kunststück übt man zum Beispiel mit Meditationen. Zwei andere Achtsamkeitsübungen möchte ich dir hier gern vorstellen:

»You are not your brain«

Diese Methode stammt von den beiden Wissenschaftlern Dr. Jeffrey Schwartz und Rebecca Gladding und soll in vier Schritten helfen, sich aus dem Gedankenkarussell zu befreien:

Relabel: Wenn du mal wieder denkst, du bist unzuverlässig und durch die Migräne nicht belastbar, dann versuche, dir bewusst zu machen, dass du genau das in diesem Moment denkst. Stell dir vor, du klebst diesem Gedanken einen Post-it-Zettel auf. Darauf steht das jeweilige Denkmuster: In diesem Fall wäre es »sich runtermachen«. Je nach Gedanke kann es »Sorgen machen«, »Angst haben«, »Katastrophisieren« etc. sein.

Reframe: Mach dir bewusst, warum du den Gedanken denkst. Vielleicht weil du Angst hast, was andere von dir denken, wenn du Termine absagen musst? Oder weil du selbst hohe Erwartungen an dich hast, die du nicht erfüllen kannst, wenn du mit Migräne flachliegst? Wichtig ist, sich selbst klarzumachen, dass es dein Hirn ist und nicht du selbst, das diesen Gedanken aussendet.

Refocus: Richte deine Aufmerksamkeit auf eine Aktivität, die gesund und produktiv ist, statt dich stundenlang den Ängsten hinzugeben. Das Interessante: Wenn wir etwas tun, was nicht im Gewohnheitsmodus abläuft, haben wir gar nicht so viele Möglichkeiten, zu grübeln, weil das Gehirn beschäftigt ist. Wenn du gerade Migräne hast, gönne dir lieber etwas, das dir in diesem Moment guttut. Eine Tasse Tee oder ein Eisbeutel für die Stirn.

Revalue: Bewerte die Ängste und negativen Gefühle als nicht glaubhafte Nachrichten deines Gehirns, die man nicht ernst nehmen muss. Je mehr du dich ihnen hingibst, desto stärker manifestieren sie sich in deinen Gehirnstrukturen.

Die 5-4-3-2-1-Technik

Es fällt vielen schwer, Achtsamkeit im Alltag zu praktizieren. Eine tolle Hilfestellung ist die 5-4-3-2-1-Methode, die ich selbst gern anwende. Denke dabei an fünf Dinge, die du sehen kannst. Dann an vier, die du hörst. Dann an drei, die du fühlst, zwei, die du riechst, und einen, den du schmeckst. Der Clou:

Diese einfache Übung kannst du wirklich jederzeit und überall machen. Sie ist eine tolle praktische Hilfestellung, die dir das Aussteigen aus dem Gedankenkarussell genauso ermöglicht wie die »You are not your brain«-Technik.

Lernen, resilienter zu werden

Resilienz ist so etwas wie ein psychisches Immunsystem. Eine Art Widerstandskraft in Krisen. Während manche bei Kleinigkeiten in die Knie gezwungen werden, scheinen andere selbst schlimme Diagnosen oder etwa den Tod eines nahestehenden Menschen recht gut zu verarbeiten. Warum? Weil sie resilienter sind.

Wissenschaftler haben erforscht, was diese Menschen gemeinsam haben und was wir uns von ihnen abschauen können. Die gute Nachricht dabei? Wir können Resilienz lernen. Mir selbst hat diese Erkenntnis in einer schwierigen Phase meines Lebens sehr geholfen. Und damit nicht nur meine Sicht auf das Leben verändert, sondern auch meinen Umgang mit der Migräne.

Raus aus der Opferrolle!

Wer sich in Selbstmitleid badet, kommt nicht weiter. Der Klassiker: Die Frage »Warum ich?« Ich habe mich das oft gefragt. Es bringt aber nichts. Schließlich ist die Migräne nun mal da und lässt sich nicht so leicht abschütteln. Stattdessen habe ich mir kürzlich mal notiert, was ich trotz Migräne in einem Jahr alles geschafft habe. Und mich danach wie eine Superheldin gefühlt! Sei auch dabei nicht so streng mit dir, jeder kleine Erfolg zählt – ganz individuell abhängig davon, wie sehr dich die Migräne in deinem Alltag beeinflusst.

Nichts ist für immer!

So schade es ist, dass positive Erlebnisse irgendwann vorübergehen, so tröstlich ist es, dass auch negative Erfahrungen ein Ende haben. Kommt Erna zu Besuch, sollte sie sich spätestens nach drei Tagen verkrümelt haben. Haben wir eine Phase mit besonders vielen Attacken hintereinander, kommen wieder bessere Monate. Erna ist echt hartnäckig? Das wird hoffentlich nicht dein gesamtes Leben lang so sein. Ich stelle mir dabei immer gern das Bild vor, wie ich unter Wasser abgetaucht bin. Das bleibt nicht für immer so, sondern irgendwann tauche ich wieder auf. Es ist vorübergehend. Das muss man sich ganz oft klarmachen.

Nimm Hilfe an!

Das kann verdammt schwerfallen – ich spreche da aus Erfahrung. Bietet der Partner zum Beispiel an, dich in einer stressigen Phase deines Lebens oder während einer Migräneattacke zu entlasten, musst du nicht den Helden spielen und das Angebot ausschlagen. Und du musst dir kein schlechtes Gewissen deshalb machen. Schließlich würdest du ebenfalls helfen, wenn du siehst, dass es jemand anderem nicht gut geht. Und aus Erfahrung weißt du ja, dass es dir selbst ein gutes Gefühl gibt, anderen zu helfen. Willst du jemandem mit Migräne einen Gefallen tun, biete am besten konkret etwas an. Zum Beispiel: »Ich erledige gern den Einkauf für dich.« Oder: »Ich hole deine Kinder gern von der Schule ab.«

MIGRÄNE-WEISHEIT NR. 14

Du bist nicht allein! Die Angst vor der Angst kennen viele Menschen mit Migräne. Wichtig ist, dass wir sie beeinflussen können. Mit verschiedenen Techniken und Eigenschaften wie Resilienz. Denn unser Gehirn lässt sich dank Neuroplastizität verändern, der Satz »Ich bin eben so« zählt nicht.

Your voice is my favorite sound.

I deserve respect.

It takes two to tango.

EIN FLOTTER DREIER – WENN ERNA SICH IN DIE BEZIEHUNG DRÄNGT

Okay, die Überschrift dieses Kapitels mag etwas provokant klingen. Aber mal ehrlich, Erna ist doch wirklich immer und überall dabei. Eine richtige Klette. Nicht nur, wenn sie in unserem Kopf randaliert, sondern während unseres gesamten Alltags, den wir ihr zuliebe teilweise sehr speziell gestalten. Um unseren Rhythmus einzuhalten, gehen wir im besten Fall jeden Abend um die gleiche Uhrzeit ins Bett, trinken keinen Alkohol und meiden zum Beispiel Partys. Das alles betrifft auch unseren Partner oder die Kinder, denn sie gestalten ihren Alltag in der Regel mit uns gemeinsam.

Weil sie ihre Liebsten so beeinflussen, haben Menschen mit Migräne meist ein irre schlechtes Gewissen und baden in Selbstvorwürfen. Wenn dir Erna zum Beispiel ihren Besuch abstattet und du an eurem einzigen gemeinsamen Abend in der Woche, auf den ihr beide euch so gefreut habt, statt mit dem Schatz lieber mit der Couch kuschelst. Oder wenn ihr für das Wochenende eine atemberaubende Wanderung mit Freunden in den Bergen geplant habt, du aber mit Migräne flachliegst und dementsprechend alles gecancelt wird. Oder wenn womöglich gleich die ersten drei Urlaubstage in dem klasse Wellnesshotel ausfallen, weil du es nicht aus dem Bett schaffst und dein Liebling allein die Gegend erkunden muss. Ich kenne diese Situationen alle nur zu gut. Sie sind gleich doppelt belastend, weil neben den Schmerzen diese quälenden Gedanken hinzukommen, für andere eine Zumutung zu sein. By the way: Das sind Bullshit-Gedanken! Du hast zugleich so viele positive Seiten, die ebenfalls zum Gesamtpaket deiner Persönlichkeit zählen. Doch das vergisst man leider leicht.

Besonders knifflig wird es, wenn wiederholt ausgerechnet in der gemeinsamen Freizeit am Wochenende oder im Urlaub die Migräne auf den Plan tritt. Das kann wegen des Rhythmus-Wechsels durchaus passieren. Der Partner mag das womöglich in den falschen Hals bekommen, weil er denkt, man habe keine Lust auf gemeinsame Zeit und spinne sich irgendeinen Hokuspokus aus.

Schweigen ist Silber, Reden ist Gold

Um niemanden in diesem Irrglauben zu lassen, ist es besonders wichtig, miteinander über die Migräne und ihre Auswirkungen zu sprechen. Missverständnisse gibt es in jeder normalen Beziehung genügend, in unseren noch viel mehr. Zum Beispiel wenn man wie selbstverständlich davon ausgeht, der andere wüsste, was Migräne bedeutet, und habe davon sicher irgendwo gelesen. Das ist nicht immer der Fall.

Mein Freund kannte niemanden mit Migräne, bevor wir ein Paar wurden. Er hatte keinen Bezug dazu und ist selbst fast nie krank. Da in meiner Familie sowohl meine Mama als auch mein Papa mit Migräne zu tun hatten und es ein Thema war, über das wir oft gesprochen haben, war es eine völlig neue Situation für mich, dass jemand nicht Bescheid wusste. Vor allem am Anfang unserer Beziehung setzte ich vieles wie selbstverständlich voraus und merkte erst nach einigen Gesprächen, dass mein Freund nicht meinen Wissensstand hatte. Woher auch?

In den jeweiligen Situationen versuchte ich ihm dann also zu erklären, warum ich in manchen Dingen so speziell bin. Zum Beispiel warum ich am Wochenende nicht bis um elf ausschlafe oder nicht erst am Nachmittag zu Mittag esse – eben weil mein Gehirn eine gewisse Regelmäßigkeit braucht. Oder warum er bitte das Radio ausstellen soll, wenn ich Migräne habe – damit Erna nicht noch mehr Disco-Moves da oben drin vollführt. Klar, es dauert eine gewisse Zeit, ehe man alle Besonderheiten durchhat, aber es gibt dem Partner die Chance, an unserer Situation teilzuhaben.

Natürlich kann man sich auch zu einem ausführlichen Gespräch verabreden und einmal alles rund um das Thema Migräne besprechen. Zum Beispiel bei einem Spaziergang oder einem schönen Abendessen. Schließlich soll es kein Drama werden, sondern ein Austausch. Voraussetzung dafür ist, dass du selbst über deine Migräne und die Abläufe im Gehirn Bescheid weißt.

Fällt es dir schwer, darüber zu sprechen, lautet mein Vorschlag: Lest gemeinsam einige Kapitel aus diesem Buch, oder hört zum Beispiel auf einer langen Autofahrt mal in meinen Podcast »Ich hab' Migräne – Und was ist deine Superkraft?« (bei iTunes, Spotify und Co.) rein. Wenn jemand Außenstehendes über etwas spricht, das einen selbst betrifft, bringt das weniger Emotionalität und Konfliktpotenzial mit sich. So geht es hauptsächlich um die Vermittlung von Wissen.

Eine weitere Idee: Schaut gemeinsam einen Film, der das Lebensgefühl mit Migräne wiedergibt. Ich bin zum Beispiel ein großer Fan von dem bereits erwähnten »Invisible Hero«, einem

Kurzfilm über Migräne von Maria Galli, die damit den Preis beim Kurzfilm-Wettbewerb der American Migraine Foundation gewonnen hat (gib einfach ihren Namen und den Filmtitel in eine Suchmaschine ein). Eine wichtige Botschaft in diesem Film für dir nahestehende Menschen: Man ist nicht das leidende Opfer, sondern Galli stellt Menschen mit Migräne darin als Superhelden dar, die spezielle Fähigkeiten haben und vieles aushalten können.

Oder du stellst für deinen Partner eine Migräne-Gebrauchsanweisung zusammen. Mit Punkten, die du beachtest, um eine Attacke zu vermeiden, und Hinweisen, wie er dich dabei am besten unterstützen kann.

Was kann ich tun?

Wie jetzt? Ich soll was tun? Ging es hier nicht darum, wie ich für mehr Verständnis bei meinem Partner werben kann? Ja, auch das. Aber wir selbst können dazu einiges beitragen. Du weißt schon: It takes two to tango. Natürlich wünschen wir uns insgeheim, mit unserem Partner einen Seelenverwandten zu haben. Jemanden, der uns in jeder Lebenslage versteht. Eine Erwartungshaltung, die manchmal sehr belastend für beide Seiten ist, da sie den Druck ziemlich hochhält. Deshalb sollten wir uns einige Dinge in Erinnerung rufen: Der Partner hat in der Regel selbst keine Migräne. Er kann zwar Verständnis aufbringen, muss (und kann) es jedoch nicht zu 100 Prozent verstehen. Das ist nicht schlimm, schließlich geht es um die Bereitschaft dazu, es sich von uns erklären zu lassen und nicht auf Durchzug zu schalten. Mein Freund ist zum Beispiel manchmal verwirrt, wenn ich in einem Monat nur an einem Tag Migräne habe und im nächsten wieder an sechs Tagen, ohne dass sich viel in meinem Leben geändert hat. Ich kann seine Verwirrung verstehen, mir geht es genauso.

Wenn wir uns an die eigene Nase fassen, sollten wir ab und an darüber nachdenken, wie viel wir beim Partner abladen. Ich habe mich schon selbst dabei ertappt – unter anderem beim Schreiben dieses Buchs –, fast nur von Migräne und meinen Symptomen und all den Dingen, die ich beachten sollte, zu brabbeln. Ich verstehe, dass meinem Gegenüber da der Kopf qualmt. Deshalb: auf die richtige Dosis achten, die wir dem anderen zumuten. Da ist ein Migräneforum oder eine Selbsthilfegruppe eine Alternative, um mal Ballast abzuladen. Sein Leid zu klagen ist okay, es sollte allerdings nicht Überhand nehmen.

Womit wir beim nächsten Punkt wären: die Balance halten. Ja, unser Leben mit Migräne ist komplizierter als das eines Gesunden. Doch wir sind alle Menschen, und jeder hat seine eigenen Probleme. Was ich damit sagen will: Vergiss nicht, auf die Bedürfnisse und Sorgen deines Partners einzugehen. Ganz fiese Angewohnheit: Die Probleme zu vergleichen. À la: Was ist dein Stress im Büro bitte für ein Problem im Gegensatz zu meinen ständigen Migräneattacken? Ich finde das schwierig. Nachdem meine Mama 2017 an Krebs gestorben ist, geriet ich in Versuchung, Freunden mit kleineren Sorgen zu sagen: Das ist jetzt wirklich dein Problem? Schnell wurde mir bewusst: Bevor meine Mama an Krebs erkrankte, habe ich mich mit genau denselben Problemen und Sorgen herumgeschlagen.

Zuletzt: Begegnet euch mit Respekt, vermeide Vorhaltungen, Klagen oder Forderungen. Das sollte zwar selbstverständlich sein, aber ich will daran erinnern, weil ich weiß, wie es ist, wenn einem im Streitgespräch die Sicherungen durchbrennen.

Was kann der Partner tun?

Lalalalalaaaaaa, ich bekenne mich schuldig. Wofür? Ich gehöre zu denjenigen, die denken, ihr Gegenüber könne Gedanken lesen. Beherrscht dein Freund oder deine Freundin das? Echt? Ich bin neidisch.

Weil das meistens nicht funktioniert, hilft es, deinem oder deiner Liebsten zu sagen, wie man dir helfen kann. Nur so weiß der andere, was zu tun ist. Ob das ein kleiner Gefallen ist, wie dir während einer Migräneattacke ein Glas Wasser zu bringen, dir etwas zu kochen, wenn du wieder Appetit hast, die Vorhänge im Schlafzimmer zuzuziehen oder dir die Medikamente zusammenzusuchen, weil du über der Kloschüssel hängst. Hier kommt die Migräne-Gebrauchsanweisung wieder ins Spiel, die ich dir am Anfang dieses Kapitels ans Herz gelegt habe.

Worüber ich mich persönlich freue: Wenn mein Freund auf meine Trigger Rücksicht nimmt. Er weiß zum Beispiel, dass ich empfindlich auf starke Sonneneinstrahlung auf einer Gesichtshälfte reagiere. Sieht er das, bietet er mir im Zug zum Beispiel an, die Seite mit mir zu tauschen, oder organisiert im Restaurant einen Sonnenschirm. Ihr könntet gemeinsam einen Lifestyle-Plan erarbeiten, in dem ihr deine Trigger auflistet und überlegt, wie ihr sie in eurem Alltag vermeidet oder wie dein Partner dich insbesondere dabei unterstützen kann. Trägt er ein neues intensives Parfüm, das bei dir Migräne auslöst? Dann wechselt er dir zuliebe sicher auf ein anderes. Du hast Erna zu Besuch, nachdem du schwere Koffer herumgetragen hast? Vielleicht packt dein Partner beim nächsten Mal mit an?

Der Partner hilft einem Menschen mit Migräne immer dann, wenn er einen Gefallen übernimmt oder diesen sogar von sich aus anbietet. Ob in einer stressigen Phase des Lebens oder während einer Migräneattacke selbst. Besonders wenn wir flachliegen, ist es ein Segen, sich nicht darum zu grämen, wie man den Wocheneinkauf erledigen soll oder wer die Kinder vom Sport abholt.

Übrigens das Tüpfelchen auf dem I: Kleine Nettigkeiten wie beispielsweise ein Notizzettel am Badezimmerspiegel mit einem lieben Spruch drauf. »Ich denke an dich und wünsche dir, dass es dir bald wieder besser geht.« Oder: »Mach dir keine Sorgen, ich habe eingekauft und kann dir morgen etwas abnehmen.« Migräne ist sozusagen ein Teamsport. Der Partner ist zwangsläufig davon betroffen. Wichtig für ihn: es nicht persönlich zu nehmen und sich in Geduld zu üben.

Erna im Schlafzimmer

Rücksicht und gegenseitiger Respekt sind die Zauberwörter, wenn sich einer in der Beziehung regelmäßig mit Erna herumschlägt. Das gilt auch für das körperliche Miteinander. Dass Migräne eine faule Ausrede dafür ist, wenn man keine Lust auf Sex hat, ist völliger Quatsch. Das wissen wir selbst am besten. Es lohnt sich, darüber zu reden. Womöglich hat unser Gegenüber von sich aus Verständnis dafür, dass man in so einer Verfassung keine Lust auf Zärtlichkeiten hat. Falls nicht, kann man einen Vergleich ziehen: Hätte der Partner Lust auf Sex, wenn er mit Fieber und einer fiesen Grippe oder einem Magen-Darm-Virus im Bett liegt? Ich denke eher nicht.

Selbst wenn es unmöglich erscheint, mit Migräne Sex zu haben, interessant ist es allemal: Offenbar kann das, was dabei in unserem Gehirn biochemisch vor sich geht, die Schmerzen lindern. Dafür sind die Endorphine verantwortlich, also die Glückshormone, die beim Orgasmus ausgeschüttet werden. Es gibt allerdings Menschen, die ausgerechnet von einem Orgasmus Migräne bekommen.

MIGRÄNE-WEISHEIT NR. 15

Migräne ist ein Teamsport. Rede mit deinem Partner darüber! Niemand kann hellsehen und deine Gedanken lesen, was du im jeweiligen Moment brauchst. Achte trotz deiner Erkrankung darauf, die Balance zu halten und ebenfalls ein Ohr für die Sorgen des anderen zu haben.

It is okay to take a break.

I'm doing this for me.

---

*Take time to make
your soul happy.*

WIE DU DEINE SUPERKRÄFTE STÄRKST

Dieses Kapitel habe ich mir bewusst für das Ende des Buchs aufgehoben. Warum? Weil ich einige Anregungen mit dir teilen will, die du mit in den Alltag nehmen kannst, um dich insgesamt besser zu fühlen. Sie haben hoffentlich nicht nur eine positive Wirkung auf Erna, sondern auf das gesamte Wohlbefinden. Einiges, was ich in den bisherigen Kapiteln angeschnitten habe, fasse ich hier noch einmal zusammen. Und damit nicht alles vergessen ist, wenn du dieses Buch zuklappst, findest du es hier am Schluss, damit die Tipps noch eine Weile gut in Erinnerung bleiben.

Wie entdeckt man also den Superhelden oder die Superheldin in sich? Vor allem, indem man lernt, mit Stress im Leben umzugehen und gut zu sich und dem eigenen Körper zu sein. Es ist der einzige, den wir haben. Die Begriffe »Self-Care« und »Selbstliebe« sind nicht zufällig in Mode. Wir vergessen tatsächlich zwischen Social Media, Stress im Job und der Liebe für uns nahestehende Menschen viel zu oft, was uns selbst guttun würde. Ich habe mir diese Frage vor einiger Zeit gestellt und mich auf eine Reise begeben, was mir dabei helfen könnte, mich besser in meinem Körper zu fühlen und mehr darauf zu hören, was er mir sagen will – auch im Zusammenhang mit der Migräne. Einige Anregungen, die mich weitergebracht haben und dir neue Inspiration geben können, habe ich dir hier zusammengestellt.

Das mit der Gelassenheit einfach mal probieren …

Wenn ich dieses Wort höre, stelle ich mir immer eine dickbäuchige Buddha-Figur vor, die sich durch nichts aus der Ruhe bringen lässt. So weit, so gut. Für mich selbst ist es hingegen wahnsinnig schwer, gelassen zu sein. Ich bin ein Mensch, der sich bei jeder Ungerechtigkeit aufregt, ich steigere mich gern in die Probleme anderer Menschen hinein und schaffe es, mich auf das zu fokussieren, was schiefläuft. Geduld ist nicht unbedingt eine Stärke von mir. Wie kommt man also von da in dieses gepriesene Land der Gelassenheit? Wo man vieles so stehen lässt, wie es ist, weil man es sowieso nicht ändern kann? Diese Tipps haben mich zum Nachdenken gebracht:

- **Ein Fernziel setzen:** Eine Lebensvision wirkt beruhigend. Das muss nicht heißen, dass alles so kommt, wie man es sich vorstellt. Es bringt aber in der ein oder anderen Situation Gelassenheit, weil man weiß, was man will und was man nicht will.

- **Nichts zum Problem hochstilisieren:** Mach nichts zu einem Problem, das womöglich keines ist. Soll ich nun den Salat oder doch das Steak mit Pommes nehmen, Sardinien oder doch lieber Mallorca und Yoga oder Ausdauertraining? Dieses ewige Grübeln stresst uns, dabei sind beide Varianten meistens gleich gut. Das Wetter lässt sich genauso wenig ändern wie die Tatsache, dass wir älter werden.

- **Schwarzer oder weißer Wolf:** Mich hat die Geschichte vom weißen und vom schwarzen Wolf beeindruckt. Dabei geht es darum, welchen der beiden wir füttern wollen: den, der uns ein gutes Gefühl gibt, oder den, der uns stresst und traurig macht? Wir haben die Wahl, ob wir dem weißen oder dem schwarzen Wolf Energie schenken wollen.

- **Emotionen labeln:** Gib deinen Emotionen eine Bezeichnung. Du bist wütend? Dann sage dir: »Okay, ich bin jetzt wütend. Das geht wieder vorbei, es ist nur vorübergehend.« Wir können Gefühle nicht ausklammern, aber lernen, auf ihren Wellen zu surfen.

Nein sagen lernen

Ich kenne wenige Menschen, die von sich behaupten: Och, mir fällt es total leicht, Nein zu sagen. Ob nun mit oder ohne Migräne. Nein zu sagen ist zu einer echten Challenge für viele geworden. Dabei müssen wir uns nur bewusst machen, dass wir durch ständiges Ja-Sagen zu Dingen, auf die wir keine Lust haben, wertvolle Lebenszeit vergeuden. Warum sagen wir Ja? Weil wir andere nicht enttäuschen wollen, uns Sorgen machen, was sie über uns denken, und uns allem und jedem verpflichtet fühlen. Wäre es nicht ein verdammt tolles Gefühl, uns von all diesen Dingen loszusagen? Und stattdessen das Motto »Sorry, not sorry!« zu unserem Wegweiser zu machen? Das heißt natürlich nicht, dass wir zum Arschloch mutieren müssen – es gibt Wege, bestimmt und dabei freundlich Nein zu sagen. Wichtig ist: Man hat das Recht, Nein zu sagen! Es hilft nichts, deinen Mitmenschen jeden Gefallen zu tun und selbst irgendwann völlig erschöpft zu sein. Dann kannst du anderen erst recht nicht mehr helfen. Getreu der Anweisung im Flugzeug: Erst selbst die Sauerstoffmaske anlegen, danach anderen helfen.

- **Warum ist Nein-Sagen so schwer?** Wenn du dir bewusst machst, warum es dir so schwerfällt, andere mit einem Nein zu konfrontieren, wird dir vielleicht klar, dass dahinter nur unbegründete Ängste stecken. Schreibe einmal auf, was dich davon abhält.

- **Was ist mir wichtig?** Wenn du schon mal aufgelistet hast, was dir Angst macht, kannst du zwei weitere Listen erstellen: wozu du in Zukunft öfter Ja sagen und wozu du lieber Nein sagen willst. So hast du für dich selbst eine Orientierung und erinnerst dich in der jeweiligen Situation wieder daran.

- **Nein sagen heißt, zu etwas anderem Ja sagen:** Hast du dir überlegt, dass du immer dann, wenn du zu etwas Ja sagst, zu etwas anderem Nein sagst, und andersherum? Also, welchen Preis zahlst du für ein Ja? Mich hat dieser Gedanke zum Nachdenken gebracht. Schließlich ist unsere Zeit jeden Tag limitiert. Wenn ich zum Beispiel der Bekannten für den Junggesellinnen-Abschied zusage, auf den ich eigentlich gar keine große Lust habe, bedeutet das, zur Alternative Nein zu sagen. Das wäre zum Beispiel ein gemütliches Wochenende zu Hause. Erst als ich diese Sichtweise verinnerlicht hatte, wurde mir so richtig bewusst, wie oft ich anderen zuliebe zu mir selbst Nein sage. Meistens gewinnt man durch ein Nein entweder Zeit, Energie oder Geld.

- **Wie soll ich das entscheiden?** Folgende Fragen können dir eine Orientierung geben, ob du zu etwas Ja sagen willst: Macht mich das glücklich? Verletze ich die Gefühle anderer durch meine Entscheidung? Berücksichtige ich meine eigenen Gefühle dabei? Wie viel meiner Energie kostet mich das, und wie viel habe ich an diesem Tag oder in dieser Woche insgesamt zur Verfügung?

- **Bedenkzeit nehmen:** Aus der Situation heraus sage ich ganz oft Ja, ohne darüber nachgedacht zu haben. Als ob ich ferngesteuert wäre. Manchmal habe ich aber einen hellen Moment, in dem ich mir Bedenkzeit verschaffe. Zum Beispiel, wenn es im Job um ein Honorar oder einen Auftrag geht. Dann antworte ich: Danke für das Angebot, ich schlafe eine Nacht drüber und melde mich morgen.

- **Ein Gegenangebot machen:** Wenn du dich mit einem Nein sehr unwohl fühlst, kann es eine Möglichkeit sein, eine Alternative vorzuschlagen. Will eine Freundin zum Beispiel einen Wellnesstag mit dir genießen, der Saunabesuch brockt dir aber die nächste Migräne ein, ist unter Umständen ein Tag im Thermalbad eine Möglichkeit.

Den Sport finden, der zu dir passt

Wie lange habe ich mit Sport Anstrengung und Pflicht verbunden. Obwohl ich vieles ausprobiert habe, passte die Sportart entweder gesundheitlich nicht zu mir oder ich hatte nach einer Weile keinen Spaß mehr daran. Volleyball war nicht gut für meine kaputte Hüfte, Joggen findet mein Knie ziemlich doof. Dabei ist es für Menschen mit Migräne so wichtig, sich regelmäßig zu bewegen und moderaten Ausdauersport zu treiben.

Für mein Ausdauertraining habe ich Freundschaft mit dem Crosstrainer im Fitnessstudio geschlossen. Hier trainiere ich in meinem Tempo und ohne die Gelenke zu sehr zu belasten. Dir wird davon leicht schwindlig? Womöglich ist das Fahrradergometer die bessere Alternative. Dreimal die Woche eine halbe Stunde leichtes Ausdauertraining hat sich in Studien als effektive Migräneprophylaxe bewährt. Der Vorteil: Sport trägt zur Entspannung bei. Es lüftet sozusagen unser Gehirn durch.

Mein Anreiz für das Training? Ich höre dabei Podcasts. So kam ich übrigens auf die Idee, meinen eigenen ins Leben zu rufen. Manchmal lausche ich Podcasts zum Thema Finanzen, manchmal zu Gesundheitsthemen, manchmal nur zur Unterhaltung. So schlage ich zwei Fliegen mit einer Klappe: Ich habe etwas für meine Fitness getan und mich weitergebildet.

Daneben trainiere ich im Fitnessstudio an den Geräten. Allerdings sehr, sehr sanft. Lass dir unbedingt einen individuell zugeschnittenen Trainingsplan erstellen, und besprich das Thema Migräne und deine Trigger mit dem Trainer. Ich meide zum

Beispiel schwere Gewichte bei den Übungen für die Schultern und den Nacken.

Mein liebster Ausgleich bleibt das Bodega Reflow. Was das ist? Eine Mischung aus Yoga und Dehnen. Es ist eine sehr sanfte Art des Stretchings, ganz ohne Kraftaufwand. Nebeneffekt der Flow-Elemente: Die körpereigenen Energiezentren, die sogenannten Chakren, sollen aktiviert werden, und die Energie kann wieder frei fließen. Ich kann dabei gut entspannen. Ebenfalls wohltuend: Spezielles Nacken-Schultern-Yoga. Hier liebe ich zum Beispiel die YouTube-Videos von Mady Morrison, die man jederzeit zu Hause oder unterwegs anschauen und dabei mitmachen kann.

Du suchst noch nach der passenden Sportart? Überlege dir zunächst, ob du gern in einer Mannschaft oder lieber allein für dich trainieren möchtest. Was würde sich eignen, ohne dass du dabei vielen Triggern begegnest? Wichtig: Achte auf eine angemessene Belastung, wenn du zu viel machst, kann das Migräne auslösen.

Schön im Rhythmus bleiben

Ich weiß, das mit dieser Regelmäßigkeit und dem Rhythmus ist eine echte Herausforderung. Immer zur gleichen Zeit ins Bett gehen, aufstehen und zur selben Zeit essen, das klingt wirklich schrecklich langweilig. Gähn. Mich fragte kürzlich jemand, ob ich das nicht furchtbar anstrengend finde, ständig darauf zu achten. Meine Antwort: Es kann nervig sein, aber im Zweifel ist es mir das wert. Das bedeutet nicht, dass ich ein furchtbar ödes Leben führe und mich strikt an diese Regeln halte. Ich bin gern mal länger auf einer Geburtstagsparty oder trinke ein Gläschen Wein. Manchmal klappt es, so »wild« zu sein, ohne Erna als Quittung am nächsten Tag zu bekommen. Wenn nicht, nehme ich eben Medikamente – schließlich kann man nicht alles perfekt machen. Meine Einstellung: Ich habe nun mal Migräne und damit die Wahl, ob ich auf das ein oder andere in meinem Leben verzichte oder es drauf ankommen lasse. Das entscheidet mein innerer Gradmesser im jeweiligen Moment. Schließlich will ich mich nicht noch mehr unter Druck setzen, nur weil ich weiß, dass die Regelmäßigkeit wichtig ist. Eine solche umsichtige Lockerheit ist eine allgemeine Empfehlung von vielen Experten – man kann für sich selbst entscheiden, ob sie weiterhilft oder nicht. Wenn Dinge wie Schlafentzug oder ausgelassene Mahlzeiten keine Auslöser sind, muss man sich ohnehin nicht zwingen, darauf zu achten. Höre auf deinen Körper.

- **Kleines Helferlein:** Ich habe festgestellt, dass mir ein Fitnesstracker im Alltag hilft. Meine Pulsuhr zeigt mir an, ob ich mich an diesem Tag ausreichend bewegt habe, sie zeichnet auf, wann ich eingeschlafen und aufgewacht bin und welche Qualität mein Schlaf hatte – also wie oft ich zwischendurch wach war. Ursprünglich habe ich mir die Uhr gekauft, um beim Sport meinen Puls zu überprüfen. Mittlerweile will ich sie nicht mehr missen, weil sie mich daran erinnert, mich mehr zu bewegen, regelmäßig Sport zu treiben und pünktlich ins Bett zu gehen.

- **Morgen- und Abendroutine:** Dir fällt es schwer, allgemein mehr Regelmäßigkeit in den Alltag zu packen? Ich liebe – wie schon beschrieben – meine Morgen- und Abendroutine. Das ist jeweils ein Zeitfenster, in dem ich mich nur um mich kümmere. Nach dem Aufstehen dusche ich, mache 20 Minuten lang Progressive Muskelrelaxation nach Jacobson, höre dabei meine Entspannungs-Playlist und notiere anschließend in meinem Dankbarkeitstagebuch, welche positiven Erfahrungen ich in den letzten Tagen gemacht habe. Am Abend versuche ich, eine halbe Stunde vor dem Schlafengehen mein Smartphone beiseitezulegen (das blaue Licht darin stört unseren Schlaf), mir entweder eine geführte Meditation mit einer App anzuhören oder selbstständig fünf bis zehn Minuten oder nach Lust und Laune mal länger eine andere Meditation zu machen oder ein Buch zu lesen. Deine Morgen- oder Abendroutine sieht ganz anders aus? Okay. Es geht nur darum, sich bewusst Zeit für sich zu nehmen und runterzukommen. Natürlich ist das je nach Situation mit Familie oder einem anspruchsvollen Job nicht leicht. Aber es hat auch etwas damit zu tun, Prioritäten zu setzen. Für sich selbst.

- **Pausen machen:** Bin ich einmal konzentriert, fällt es mir schwer, etwas kurz zu unterbrechen. Dann schiebe ich gern mal mein Mittagessen nach hinten, vergesse zu trinken oder verkneife mir, auf die Toilette zu gehen. Warum? Weil ich mir denke: Das machst du jetzt schnell fertig. Dabei sind regelmäßige Pausen besonders für Migränehirne wichtig, damit sie nicht kollabieren. Auch bei jedem Gesunden funktioniert das Gehirn so, dass wir uns rund 90 Minuten konzentrieren können und die Leistungsfähigkeit dann nachlässt. Deshalb kann es einen Unterschied machen, wenn wir unsere Arbeit jede Stunde für rund fünf Minuten unterbrechen und etwas Entspannendes tun. Also nicht durchs Internet surfen und shoppen, sondern einmal durchlüften, eine Entspannungsübung machen oder mit den Kollegen schnacken. Was dir guttut, weißt du selbst am besten. Du empfindest das als lästig und hast ein schlechtes Gewissen dabei? Fakt ist, dass unsere Kreativität davon profitiert und wir nach einer Pause meist effektiver arbeiten.

- **Regelmäßig trinken und essen:** Viele halten bestimmte Lebensmittel für Auslöser ihrer Migräne. Das kann im Einzelfall stimmen, wird jedoch oft überschätzt. Wichtiger ist, keine Mahlzeiten ausfallen zu lassen und sie möglichst auch nicht nach hinten zu schieben. So vermeidest du das Energiedefizit im Gehirn. Wenn es dir schwerfällt, ist Meal-Prepping eine gute Idee. Das bedeutet, am Wochenende für die Woche vorzukochen und sich so am jeweiligen Tag keinen Stress machen zu müssen.

Self-Care – Gut zu dir selbst sein

Self-Care ist zum Trendbegriff geworden. Für mich bedeutet es in erster Linie, Verantwortung für sich selbst und seine Gesundheit zu übernehmen. Gar kein Problem, weil das easy klingt? Meine Erfahrung ist eine andere. Viel zu oft stellen wir die Interessen unserer Mitmenschen über unsere eigenen. Wenn wir selbst ausgebrannt sind, können wir aber niemand anderem mehr Energie schenken. Also müssen wir selbst erst einmal einen Weg finden, unseren Akku aufzuladen.

Ich verstehe darunter nicht, egoistisch zu entscheiden. Vielmehr geht es darum, für sich Partei zu ergreifen, wenn man sich nicht mehr wohlfühlt und der Körper eine Pause braucht. Um Respekt und Liebe sich selbst gegenüber. Das muss nichts sein, das dein ganzes Leben umkrempelt. Eher sind es Kleinigkeiten, die man in seinen Alltag integriert. Es klingt ganz simpel, aber mir erhellt es zum Beispiel den Tag, wenn ich zum Blumenladen fahre und mir dort einen Strauß zusammenstelle, an dem ich eine ganze Woche Freude habe. Hier einige Ideen, die mehr Energie schenken:

- Schreibe dir selbst in einem Brief, was du an dir magst.
- Erstelle dir ein Vision-Board mit deinen Träumen, die du dir in Zukunft erfüllen willst.
- Kaufe auf dem Markt frisches Gemüse ein, und nimm dir Zeit, dir ein gesundes Essen zuzubereiten.
- Probiere etwas Neues aus – zum Beispiel ein Trip allein in die Berge, oder geh in ein Café, das du schon lange mal erkunden wolltest.
- Stöbere in der Buchhandlung nach Büchern, die dich inspirieren und auf neue Gedanken bringen.
- Gönne dir einen Tag Digital-Detox ohne Smartphone, TV und Computer.

- Triff dich mit einem dir nahestehenden Menschen, mit dem du dich gern austauschst und der dir ein gutes Gefühl gibt.
- Mach einen Spaziergang in der Natur.
- Sei kreativ, und widme dich einem Do-it-yourself Projekt, probiere Aquarellmalerei oder ein Puzzle.
- Befreie dich von unnötigem Krempel und Ballast in deiner Wohnung.
- Tanze wild zu deiner Lieblingsmusik.
- Plane deine nächste Reise.
- Bewege dich, oder mach die Sportart, die dir liegt.
- Bereite dir das Essen für die Woche schon vor, um dem Stress am jeweiligen Tag zu entgehen.
- Überlege dir, was dir als Kind Spaß bereitet hat, und schaue, ob du das wieder einmal machen kannst.
- Lass deinen Gefühlen freien Lauf, und schreibe sie in einem Journal auf.
- Gönne dir eine Massage oder eine Behandlung in einem Spa oder bei der Kosmetikerin.
- Meditiere.
- Achte darauf, genug Wasser zu trinken und deine Mahlzeiten einzuhalten.
- Gönne deinem Körper regelmäßigen Schlaf.

Achtsamkeit – Sei dir deiner selbst bewusst

Vor Kurzem habe ich mir den Podcast »Super Soul Conversations« von Oprah Winfrey angehört, in dem in einer Episode Jon Kabat-Zinn zu Gast war. Der amerikanische Mediziner und Molekularbiologe warf die Frage an die Hörer in den Raum: »Wann haben Sie zuletzt geduscht?« Mei, dachte ich mir, heute Morgen. Wozu will er das wissen? Bis mir nach seinen weiteren Erläuterungen dazu klar wurde: Ich habe seit Jahren nicht mehr geduscht.

Du bist verwirrt? Lass es mich erklären. Mit dieser simplen Frage wollte Kabat-Zinn nichts anderes, als uns daran zu erinnern, wann wir zuletzt unter der Dusche standen und wirklich nur geduscht haben und nicht mit unseren Gedanken ganz woanders waren. Im Büro im Meeting, bei einer verletzenden Situation in der Vergangenheit oder bei einem Problem, das wir an diesem Tag unbedingt angehen wollten. Tatsächlich grüble ich morgens unter der Dusche am meisten. Ich habe keinerlei Probleme einzuschlafen. Dafür ist bei mir das Gedankenchaos in der Früh nach dem Aufstehen am turbulentesten. Und da stehe ich meistens als Erstes unter der Dusche. Ich kann mich nicht daran erinnern, wann ich zuletzt ganz bewusst geduscht habe. Also das warme Wasser auf meiner Haut gefühlt, die massierenden Bewegungen meiner Hände beim Haare einschäumen gespürt oder den Duft des Duschgels wahrgenommen habe.

All das wären Beispiele dafür, etwas achtsam zu tun. Nicht mit dem Kopf woanders zu sein als der Körper. Nicht im Autopilot-Modus, den wir meistens eingeschaltet haben, weil er uns viele Entscheidungen erleichtert. Sondern im Hier und Jetzt zu sein – weder in der Vergangenheit noch in der Zukunft. Anzunehmen, was ist und es nicht verändern zu wollen. Das bringt uns wiederum Gelassenheit.

»Achtsamkeit« oder »Mindfulness« sind heutzutage Begriffe, die wie »Self-Care« sehr gehypt werden. Weil wir es in unserer gehetzten Welt tatsächlich so nötig haben? Die Idee geht ursprünglich auf den Buddhismus zurück, hier ist die Achtsamkeit Grundlage der Praxis und der siebte Teil des achtfachen Pfades. Es geht darum, Momente bewusst zu erleben und dabei ohne Wertung zu sein. Ich bin ganz und gar nicht religiös, aber habe mich in letzter Zeit viel mit der Philosophie beschäftigt, die dahintersteckt. Buddha ging es darum, wie man Wege aus dem Leid findet. Besonders fasziniert hat mich der Gedanke, dass wir oft selbst Leid erzeugen, indem wir an etwas festhalten oder etwas ablehnen – man nennt es Anhaftung und Ablehnung. Daneben finde ich den Gedanken spannend, dass alles vergänglich ist. Jeder Moment. Klar ist damit auch: Schwierige Momente gehen ebenfalls vorbei.

Heutzutage feiert die Achtsamkeitspraxis auch durch Menschen wie Jon Kabat-Zinn ein Revival. Er hat in den 1970er-Jahren die Mindfulness Based Stress Reduction, kurz MBSR, begründet. Das ist ein mehrwöchiger Anti-Stress-Kurs, der Übungen wie den Body-Scan enthält, bei dem man gedanklich durch den Körper wandert und sich dabei auf seinen Atem konzentriert – ohne die Gefühle und Empfindungen im Körper zu werten. Man nimmt sie einfach wahr.

BODY-SCAN

Suche dir einen Ort, an dem du Ruhe hast und dich bequem hinlegen kannst. Schließe deine Augen, und atme tief durch die Nase ein und aus. Spürst du, wie dein Atem in die Nase einströmt? Wie er die Temperatur beim Ausatmen ändert? Konzentriere dich darauf, wenn deine Gedanken abschweifen wollen und du dich von einem zum nächsten hangelst.
Geh mit deiner Aufmerksamkeit nun zu deinen Füßen. Wie fühlen sie sich an? Kribbelt es irgendwo? Sind sie warm oder kalt? Nimm die Zehen wahr. Spüre, wie sie auf der Unterlage aufliegen. Dann wandere zu deinen Unterschenkeln und deinen Knien. Kannst du in die Muskeln hineinfühlen? Wo befindet sich deine Kniescheibe? Wie fühlt sich die Rückseite an? Spürst du Unterschiede zwischen der linken und der rechten Seite? Bewege dich in Gedanken zu deinen Oberschenkeln, deiner Hüfte und deinem Po weiter. Was kannst du beobachten? Weiter geht es mit dem Bauch und deinem unteren Rücken. Fühlst du eine Stelle mehr als andere? Vergiss deinen Atem nicht. Spürst du, wie sich dein Bauch bewegt? Hangle dich weiter zu deinem Brustkorb, deinen Schultern und dem Nacken. Bemerkst du Spannungen? Wandere weiter zu deinen Armen. Über die Schultern, die Oberarme, die Ellbogen bis hin zu

deinen Händen und Fingern. Zum Schluss konzentriere dich auf dein Gesicht. Spüre in deinen Kiefer hinein. Wie liegt deine Zunge im Mund? Wie fühlen sich deine Augen an? Die Stirn? Dann genieße zum Schluss noch einmal für einige Minuten deine Atmung, und nimm wahr, wie sie deinen ganzen Körper durchströmt. Bewege langsam deine Füße, deine Hände, und öffne schließlich die Augen, wenn du dich bereit dazu fühlst.

Lass dir Zeit bei den einzelnen Wahrnehmungen. Solltest du bei dieser Übung müde werden, kannst du sie natürlich auch im Sitzen auf einem Stuhl ausüben. Oder probiere mal, sie zu einer anderen Tageszeit zu machen. Machen wir sie gleich morgens nach dem Aufstehen, können wir sie nicht ständig verschieben und schließlich ganz ausfallen lassen. Insgesamt sollte sie rund 20 Minuten dauern. Besonders am Anfang hilft eine gesprochene Anleitung. Du findest beispielsweise bei YouTube oder Spotify einige Clips, ebenso gibt es sie in einigen Meditations-Apps.

Und was hat das mit den Schmerzen zu tun?

Achtsamkeit kann dir nicht nur mehr Gelassenheit im Alltag bringen, sondern einen Weg, mit deinen Schmerzen umzugehen. Mithilfe der MBSR soll vor allem der seelische Druck, der durch die Schmerzen entsteht, gemildert werden. Auf dieser Basis haben der Journalist Danny Penman und Vidyamala Burch, die selbst jahrelang mit chronischen Schmerzen aufgrund einer Wirbelsäulenverletzung kämpfte, das Buch »Schmerzfrei durch Achtsamkeit« herausgebracht, das es beispielsweise als Hörbuch bei Spotify gibt. Ihr Programm ist ebenfalls achtwöchig und nennt sich Mindfulness-Based Pain Management. Die Methode hat in Studien bewiesen, dass sie dabei helfen kann, mit Schmerzen besser klarzukommen, sie zu akzeptieren, weniger zu katastrophisieren und sich weniger hilflos zu fühlen.

MIGRÄNE-WEISHEIT NR. 16

Gelassenheit lernen, öfter mal Nein sagen und sich bewusst Zeit für sich nehmen, hilft nicht nur gegen Migräne, sondern bringt dich allgemein mehr in Balance.

SO ENTDECKST DU DEINE SUPERKRÄFTE

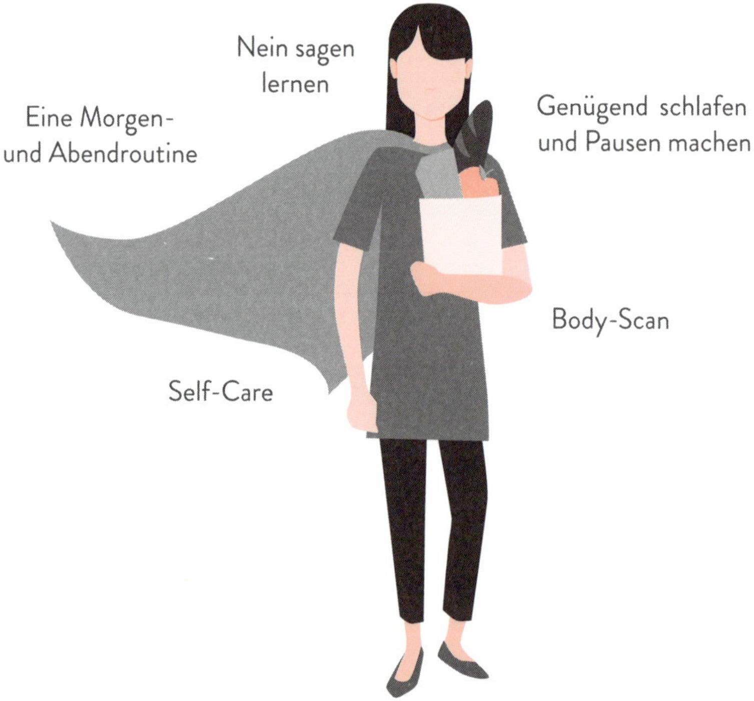

Sorry, not sorry.

No is a full sentence.

Don't let idiots ruin your day.

DAS FEUERWERK ZUM SCHLUSS: FÜNF TIPPS IM UMGANG MIT MENSCHEN, DIE MIGRÄNE NICHT VERSTEHEN WOLLEN

Wer sagt eigentlich, dass man sich mit Migräne als Opfer fühlen muss? Nur weil unser Körper anders funktioniert als der gesunder Menschen? Oft haben wir uns über viele Jahre in diese Rolle gefügt. Ich habe mich nicht selten als Sonderling gefühlt. Wenn Menschen mir gesagt haben, ich solle mich halt nicht so anstellen. Oder mich gefragt haben, warum ich ständig Arzttermine habe. Wenn ich mich dafür rechtfertigen musste, früher von einer Party nach Hause zu gehen.

Ich habe es satt. Warum sind manche Krankheiten anerkannter als andere? Irgendwann habe ich für mich beschlossen: Ich bin okay, so, wie ich bin – auch mit Migräne. Und los werde ich sie wohl sowieso nicht so schnell. Also warum dafür schämen? Stattdessen will ich dir Mut machen, nicht stumm zu bleiben, wenn Menschen Migräne einfach nicht verstehen wollen. Denn bei dieser besonderen Spezies, die offenbar Toleranz, Mitgefühl und Empathie an der Garderobe vergessen hat, kommt man mit der wissenschaftlichen Erklärung meist nicht weiter. Sie wollen nicht verstehen, warum jemand anders ist als sie. Basta. Aus. Fertig. Und deshalb habe ich für diese Fälle einen Notfall-Schlagfertigkeits-Werkzeugkoffer zusammengestellt. Mit Hammer, Säge und allem Drum und Dran.

Übrigens kann man sich seinen eigenen Koffer ganz easy selbst bauen. Wie die Fähigkeit der Resilienz können wir

Schlagfertigkeit lernen. Wie das geht? Zum Beispiel mit diesen fünf Techniken. Und wenn die Nervensägen trotzdem keine Ruhe geben? Dann lasse ich sie meistens stehen.

Umdeutung

Aussage vom Migräne-Nicht-Versteher: Du machst dir zu viel Stress!
Deine Antwort: Wenn für dich Stress damit gleichzusetzen ist, jeden Morgen Muskelentspannung nach Jacobson zu machen, Sport zu treiben und regelmäßig zu meditieren, ja, dann habe ich deiner Definition nach wohl echt Stress.

Diese Technik funktioniert nach dem Wenn-dann-Prinzip. Du greifst den Vorwurf deines Gegenübers im ersten Teil deiner Aussage auf und hebst dann die positive Eigenschaft davon hervor. Das entkräftet den Vorwurf.

Gegenfrage

Frage vom Migräne-Nicht-Versteher: Musst du allem aus dem Weg gehen, was Spaß macht, und anderen damit den Spaß verderben?
Deine Antwort: Wie definierst du denn: anderen den Spaß verderben?

Nein, wir müssen nicht immer eine plausible Erklärung abgeben, sondern können mit einer Gegenfrage reagieren. Das bringt die Nervensäge garantiert aus der Fassung, wetten?

Übertreibung

Aussage vom Migräne-Nicht-Versteher: Ich glaube ja, du bist zu wehleidig und sensibel. So schlimm kann das nicht sein.
Deine Antwort: Genau, deshalb fahre ich regelmäßig in die Notaufnahme und lasse mir das Bein amputieren, wenn mich eine Mücke in die Wade gestochen hat.

Deiner Fantasie sind keine Grenzen gesetzt. Alles, was möglichst absurd und übertrieben klingt, ist erlaubt, um zu kontern.

Bestätigung

Aussage vom Migräne-Nicht-Versteher: Du hast in letzter Zeit aber oft krank gemacht, oder?
Deine Antwort: Ja! (Und dann milde und fragend lächeln)

Das verwirrt dich jetzt? Ist aber eine einfache Technik, dem Angreifer den Wind aus den Segeln zu nehmen. Der rechnet eigentlich mit einer Diskussion oder Entschuldigung. Du gehst aber nicht darauf ein. Vorsicht: Dieser Konter muss an der richtigen Stelle eingesetzt werden.

Der Allrounder

Aussage vom Migräne-Nicht-Versteher: Also ich nehme wegen Kopfschmerzen nicht gleich eine Tablette.
Deine Antwort: Sieh an!

Die Allzweckwaffe, wenn dir nichts Besseres einfällt. Alternativ kannst du »Soso« oder »Hört, hört« verwenden.

MIGRÄNE-WEISHEIT NR. 17

Manche Menschen wollen Migräne nicht verstehen. Da bringt es nichts, sie erklären zu wollen. In diesen Fällen kommst du nur mit einem frechen Spruch auf den Lippen weiter.

DANKE

Mein besonderer Dank gilt allen, die mich dabei unterstützt haben, dieses Buch zu schreiben, und alle Höhen und Tiefen mit mir durchgestanden haben. Danke an ...

... Julia und Verena von Komplett Media, die immer an meine Idee zu diesem Buch geglaubt haben, und ihr tolles Team!

... meinen Neurologen Dr. Holger Kaube, dessen Expertise und Offenheit ich besonders schätze. Und natürlich die Kollegen Prof. Hartmut Göbel von der Schmerzklinik Kiel und Prof. Hans-Christoph Diener von der Deutschen Gesellschaft für Neurologie, die sich Zeit für die Interviews genommen haben und bereits jahrelang zum Thema Migräne aufklären.

... meine Mädels, die mich ständig motiviert und sich erkundigt haben und besonders Claire, die mir den ersten Schritt zu diesem Buch ermöglicht hat.

... meinen Papa, meinen Bruder und meinen Freund, die immer für mich da sind.

... meine Oma, die einfach eine coole Socke ist und sich nicht so leicht unterkriegen lässt.

... und last but not least: Danke an meine Migräne Erna, ohne die dieses Buch nie hätte entstehen können.

LITERATUR-, INSTAGRAM-, PODCAST- UND APP-EMPFEHLUNGEN

MEIN PODCAST

»Ich hab' Migräne – Und was ist deine Superkraft?« findest du bei iTunes, Spotify und Co. Bei Instagram poste ich neue Beiträge auf meinem Account @migraene_superhelden

Bücher ...

... zum Thema Migräne

Carolyn Bernstein, Elaine McArdle: The Migraine Brain. Your Breakthrough Guide to Fewer Headaches, Better Health, Pocket Books, 2009

Hartmut Göbel: Erfolgreich gegen Kopfschmerzen und Migräne, Springer (8. Auflage) 2016

Hans-Christoph Diener: Migräne. Ein Buch mit sieben Siegeln. 100 Fragen, 100 Antworten, Georg Thieme Verlag (3. überarb. Auflage) 2002

Charly Gaul, Andreas Totzeck, Anja Nicpon, Hans-Christoph Diener: Patientenratgeber Kopfschmerzen und Migräne, ABW Wissenschaftsverlag 2016

Oliver Sacks: Migräne, Rowohlt (12. Auflage) 2018

Dr. Carol A. Foster: Migräne. Antworten auf die wichtigsten Fragen, Dorling Kindersley 2008

Diane Stafford: Migräne lindern für Dummies, Wiley-VCH Verlag 2006

… zum Thema Entspannung/Mindset

Russ Harris: Wer dem Glück hinterherrennt, läuft daran vorbei. Ein Umdenkbuch, Goldmann (9. Auflage) 2013

Victoria Bindrum: Das geflügelte Nilpferd, Bastei Lübbe 2017

Tricia Woolfrey: Nie mehr müde und erschöpft. 9 Strategien für mehr Energie, Knaur 2017

Sarah Knight: Not Sorry. Vergeuden Sie Ihr Leben nicht mit Leuten und Dingen, auf die Sie keine Lust haben, Ullstein Extra (3. Auflage) 2016

Maren Schneider: Crashkurs Meditation, Gräfe und Unzer 2012

Maren Schneider: Der kleine Alltagsbuddhist, Gräfe und Unzer 2013

Richard Davidson, Sharon Begley: Warum wir fühlen, wie wir fühlen, Arkana 2012

Sheryl Sandberg, Adam Grant: Option B. Wie wir durch Resilienz Schicksalsschläge überwinden und Freude am Leben finden, Ullstein 2017

Francoise Lelord: Hector und die Kunst der Zuversicht, Piper 2018

Gemma Correll: Kein Morgen ohne Sorgen. Handbuch für Verzweifelte, Kunstmann 2016

Aljoscha Long, Ronald Schweppe: Gelassenheit für Anfänger, Gräfe und Unzer 2015 (auch als Hörbuch bei Spotify verfügbar)

Laura Malina Seiler: Mögest du glücklich sein. Entdecke dein Höheres Selbst und verbinde dich mit deiner inneren Kraft, Komplett Media 2017

Nicole Staudinger: Schlagfertigkeitsqueen. In jeder Situation wortgewandt und majestätisch reagieren, Eden Books 2016

Tatjana Reichhart: Das Prinzip Selbstfürsorge. Wie wir Verantwortung für uns übernehmen und gelassen und frei leben. Roadmap für den Alltag, Kösel 2019

Sarah Wasgien: Detox your life. Loslassen und Entrümpeln in allen Lebensbereichen, Christian Verlag 2018

… zum Thema Körper/Geist

Lissa Rankin: Warum Gedanken stärker sind als Medizin. Wissenschaftliche Beweise für die Selbstheilungskraft, Penguin Verlag (2017)

Danny Penman, Vidyamala Burch: Schmerzfrei durch Achtsamkeit, Rowohlt 2015

Meike Wiedemann, Kirsten Segler: Neurofeedback. Wie eine spielerisch leichte Therapie dem Gehirn hilft, Probleme zu überwinden, Kösel 2017

Ulrich Dirnagl, Jochen Müller: Ich glaub, mich trifft der Schlag. Warum das Gehirn tut, was es tun soll, oder manchmal auch nicht, Droemer 2016

… zum Thema Naturheilkunde

Karin Kraft, Rainer Stange: Lehrbuch Naturheilverfahren, Hippokrates 2009

Link-Tipps

Schmerzklinik Kiel: www.schmerzklinik.de

Migräne- und Kopfschmerz-Community der Schmerzklinik Kiel: www.headbook.me

Deutsche Migräne- und Kopfschmerzgesellschaft: www.dmkg.de

Migräne-Liga e.V. (Selbsthilfegruppe): www.migraeneliga.de

M-Sense Blog (der Blog zur App): www.m-sense.de/blog

Kopflastig Blog: www.kopflastig.blog

Gewitterkopf Blog: www.gewitterkopf.blog

The Tiredgirl Society (englischsprachige Online-Community für Frauen mit chronischen Krankheiten): www.thetiredgirlsociety.com

The Mighty Site (englischsprachige Online-Gesundheits-Community): www.themighty.com

Projekt Einzig-art-Ich (Community, die zeigt, dass alle Menschen schön sind – auch mit Krankheiten, Narben und Co.): www.Einzig-art-Ich.org

Migraine Community (englischsprachige Migräne-Community): www.migraine.com

Bundesinstitut für Arzneimittel und Medikamente: www.bfarm.de

Deutsche Gesellschaft für Neurologie: www.dgn.org (hier ist die Leitlinie »Therapie der Migräneattacke und Prophylaxe der Migräne« abrufbar)

Instagram

@migraene_superhelden

@migraine.buddy

@msense_against_migraine

@gewitterimkopfpodcast

@gewitterkopf.blog

@migraine_hu

@thetiredgirlsociety

@selfcareisforeveryone

@morganharpernichols

@themightysite

@einzigartich_

@gemmacorrell

@heyamberrae

@mindfulmagazine

@lauramalinaseiler

@7mind_meditation_de

@migraeneliga.de

@schmerzklinik_kiel

Podcasts

Ich hab' Migräne – Und was ist deine Superkraft? – Bianca Leppert

Happy, holy and confident – Laura Malina Seiler

Oprah's SuperSoul Conversations – Oprah Winfrey

Willkommen bei dir: Der 7Mind Podcast – 7 Mind

Gewitter im Kopf – Sabrina Wolf

Apps …

… zum Thema Migräne

Headache Hurts

M-Sense

Migraine Buddy

Migräne-App der Schmerzklinik Kiel

... zum Thema Meditation/Entspannung/Affirmation

7 Mind

Breathe

Calm

Headspace

Think up!

... zum Thema Ernährung

Yazio

KOPFSCHMERZKALENDER

Tag	Kopfschmerztyp	Stärke	Dauer	Begleitsymptome
1				
2				
3				
4				
5				
6				
7				
8				
9				
10				
11				
12				
13				
14				
15				
16				
17				
18				
19				
20				
21				
22				
23				
24				
25				
26				
27				
28				
29				
30				
31				

KOPFSCHMERZTYP: M = Migräne, S = Spannungskopfschmerz, A = anderer
STÄRKE: 1 bis 10
WIRKUNG: sehr gut, gut, mittel, schwach, kein Effekt

KOPFSCHMERZKALENDER

Aura	Medikament	Wirkung	Auslöser

BEGLEITSYMPTOME: Erbrechen, Übelkeit, Lichtempfindlichkeit, Geruchsempfindlichkeit, Lärmempfindlichkeit
AURA: ja/nein